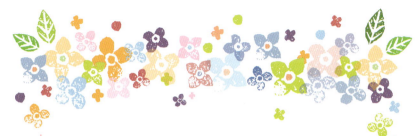

あなたを輝かせる
花セラピー

幸せをよぶ
花たちの優しいストーリー

一般財団法人 国際花と緑のセラピー協議会理事長
心理カウンセラー

青山克子［著］

評言社

まえがき
──花セラピーで人生がみるみる豊かになる！

「先生！ 花セラピストになったら、結婚が決まりました」
「花セラピーの作品をリビングに飾ったら、家族の会話が増えました」
「百合の花を玄関に飾ったら、息子が学校に行くようになりました」

　私のところには、このような幸せなお便りがたくさん届きます。私が考案した「花セラピー」で自分自身が幸せになり、周囲との関係がうまくいくようになった女性が次々と誕生したからです。たった1輪の花が、恋愛に深く傷ついた女性を救ったこともありました。また、仕事で疲れた女性の心を癒したこともありました。
　次々と身近で起きているミラクルな出来事はすべて"花の持つパワー"によるものと確信しています。花には人を幸せにするパワーがあるのです。そんな花のパワーを、もっともっと多くの人に伝えたくて書いた本です。
　この本を読むことで、あなたが輝ける理由は、次の3つです。

① 花のパワーを味方につけることで人間関係が豊かになる方法をわかりやすく紹介している。
② 毎日のお肌のお手入れのように、花セラピーで心のエステができるようになり、日々、笑顔で過ごせる方法を紹介している。
③ この本を読んで花セラピスト3級検定を受けることで、花の心理学についてさらに理解が深まり、花のパワーを日常的に活かすことができるようになる。

この本で紹介している花の心への効果は、私個人の感性や好みではなく、すべて調査結果に基づいています。これまで約20年の経験と研究結果を五角形のレーダーチャートとして表し、現代人が花に対してどのような癒しを感じ、各花にどれくらい癒しの感情を持つのかを数値化することに成功しました。この花心理グラフを活用して花を選び、花を生ける、もちろんプレゼントに活かすこともできます。

　花とは、母なる大地が生みだした愛の結晶そのものです。この愛のパワーを味方につけて魅力的な女性になり、大好きな人々と幸せになる人生を送りませんか。花という愛を贈ると、あなたに愛が返ってきます。花を毎日のおまじないのように身近において、花を楽しむ豊かな心、女性としてのしなやかさが幸せを呼び込むのです。

　花をみると笑顔になれます。花にふれると楽しくなります。花があると人生がもっとしあわせになります。私は、こんな想いを共にできる豊かな出逢いに、心より感謝する日々を送っています。

　ぜひ、あなたの人生が花セラピーで彩りのある豊かなものになりますようお祈りいたします。

一般財団法人 国際花と緑のセラピー協議会

代表理事　**青山 克子**

目次◎あなたを輝かせる花セラピー

まえがき ―――――――――――――――――― 3

第1章　花セラピーを知る ―――――――――― 9
1　花セラピーとは ――――――――――――― 10
2　花セラピーの特徴 ―――――――――――― 14
3　花心理グラフの活用 ――――――――――― 16
4　人はなぜ花に癒されるのか ―――――――― 19
5　花セラピーとメンタルヘルス ――――――― 22

花セラピー Check ❶《プチ心理テスト》 26

第2章　5つの感情別 花の活かし方 ――――― 29
1　アクティブになれる花セラピー ――――――― 30
　　花セラピーストーリー vol.1　30
　　● ガーベラ（黄色）　32
　　● 千日紅（赤）　36
　　● ダリア（オレンジ）　40
　　● バラ（黄色）　44
　　● グロリオサ（赤）　48
2　癒される花セラピー ――――――――――― 52
　　花セラピーストーリー vol.2　52
　　● カーネーション（ピンク）　54
　　● サンダーソニア　58
　　● オンシジューム　62
　　● カーネーション（白）　66
　　● トルコ桔梗（白）　70

3 力が湧きあがる花セラピー ——————————————— 74
    花セラピーストーリー vol.3　74
    ● 百合(白)　76
    ● バラ(赤)　80
    ● デンファレ(紫)　84
    ● アンスリューム(赤)　88
    ● カラー(ピンク)　92
    ● スターチス(紫)　96

4 気分をリセットする花セラピー ——————————————— 100
    花セラピーストーリー vol.4　100
    ● ヒマワリ　102
    ● ブルースター　106
    ● カスミソウ　110
    ● デルフィニウム(青)　114

5 幸せになれる花セラピー ——————————————— 118
    花セラピーストーリー vol.5　118
    ● バラ(ピンク)　120
    ● スイートピー(紫・ピンク)　124
    ● モカラ(オレンジ)　128
    ● ピンポンマム(黄色)　132
    ● カラー(オレンジ)　136

コラム　花のいのちと花セラピー～花のお里帰り　140

第3章　おもてなしの花贈り ——————————————— 141

1 プレゼントに活かす花セラピーの基本 ——————————————— 142
2 シーン別 花セラピー ——————————————— 143
    ● 誕生日　143
    ● 歓送迎会　144
    ● お見舞い　145

- お悔やみ　*146*
- お墓参り　*147*
- 結婚祝い　*148*
- 出産祝い　*149*
- 入学祝い　*150*

3　花を長く楽しむ方法〜花にもおもてなしの心でお手入れを ——— *151*

花セラピー Check ❷ 《プチうつ解消》　*154*

第4章　国際花と緑のセラピー協議会と花セラピスト検定 ——*157*

1　国際花と緑のセラピー協議会の概要 ——————————— *158*
2　花セラピスト資格認定 ————————————————— *161*
3　花セラピスト検定3級について ————————————— *163*
4　花セラピスト8マインド ————————————————— *166*
5　花セラピストFAQ —————————————————— *169*

付録　国際花と緑のセラピー協議会認定花セラピストインストラクター —— *171*

付録　花セラピスト《3級検定試験》練習問題 ————————— *175*

あとがき ———————————————————————— *183*

※写真：青山克子
※協力：アトリエコンセール
※本書の花セラピーの実例は、花作品の作成者の了解を得て掲載しています。

第 **1** 章

花セラピーを知る

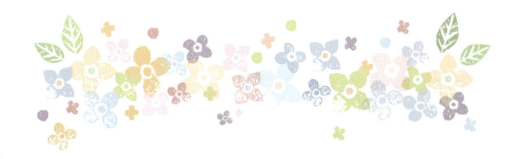

1 花セラピーとは

突然ですが、今、あなたはどんな場所にいてこの本を読んでいますか。電車の中ですか。ご自分のお部屋でしょうか。それともカフェでお茶を飲みながらこの本を読んでいますか。

このような質問をなぜしたのかというと、「今、あなたの周りに自然のものがどれだけあるか」ということをお聞きしたかったからです。

花による癒しの手法

今、あなたの周りには木や水、土などの自然のものはどれだけあるでしょうか。あなたが着ている服や座っている椅子、テーブル、建物の窓ガラス、コンクリートの壁、これらはすべて人工的に作られたものです。私たちの生活空間は、人工的に作られたものばかりに囲まれています。このような生活は便利で快適に思えるかもしれませんが、実は、人工的なもので作られた生活空間では、私たちは気づかないうちに大きなストレスを感じてしまっているという説があるのです。

私たち人間が2本足で歩く「人」となって、500〜700万年が経つといわれています。

大昔の人々の生活は、草で編んだ服を着て、洞穴に住み、乾草を敷きつめて眠るという、ほとんどすべてが自然の中で暮らす生活でした。人類の長い歴史の中で現代の日本社会のような都市生活になったのは、ほんの200〜300年前からといわれていますが、これは長い歴史の中のたった0.01％にすぎません。人間は99.99％が自然の中で生きてきたという歴史があるのです。

社会の変化、テクノロジーの発展があまりにも早すぎる時の流れの中で、私たちは「自然対応用」の心と身体であるにもかかわらず、「人工環境下」

で生活しなければならない状態におかれています。現代社会において、私たち人間は、単なる日常生活を送っているだけでストレスを溜めこんでしまっているということがいえるのです。

このようなストレス社会の中、花セラピーによって、
- 生花にふれることで、心が豊かになる
- 気軽に花を活用することで、気持ちが明るくなる
- 花を眺めているだけで自分の気持ちを落ち着いて整理できるようになる（自分探し）
- 心の状態にピッタリの花が選べるとストレスが軽減される

などが実現できます。

花セラピーは、ストレスを感じやすい現代人の心のケアのために考え出された癒しの手法です。たった1輪の花が疲れた人の心を癒します。都市生活の中で花にふれ、人間らしい心と身体をとり戻す手法であり、人が自然の中で暮らしていた頃のように、花を使って心が豊かになれる新しい花の学びが花セラピーなのです。

心豊かに生きるための花の心理学

花には、鮮やかな色と個性的な形があります。実は、それぞれの花別に各々が持つ癒しのパワーがあり、これを人に活かすことが花セラピーです。例えば、
- 花屋さんの前を通りかかったときに目に飛び込んできた黄色のガーベラを、心のビタミンとしてお部屋に飾る
- 自信を持って新しい扉を開いてほしい人へ、赤いバラを贈る
- いつも頑張りすぎて疲れてしまっているお母さんへ、母の日のプレゼントとしてピンクのカーネーションを贈る

など、デザイン、アートとして花を生けるだけでなく、人の心と花が持つ癒し効果を結びつけていくことが、花セラピーの基本となります。

花によってご自分や周りの大切な人の心をサポートでき、豊かに生きていける花の心理学が花セラピーです。

花セラピーと花セラピストの体系

　花セラピーとは、私が15年の心理カウンセラーの経験から、「人の心に花がどのように作用し、人がどのように変化、改善するのか」について研究し、構築した独自のメソッドです。その理論については、私ども国際花と緑のセラピー協議会の認定 花セラピストコース（2級、1級、インストラクター）において、より詳しく学べるようになっています。

　花セラピーおよび花セラピストの学びとは、花で心が癒される「なぜならば」を、カウンセリング心理学を背景として理解し、実践できる新しいメソッドといえるでしょう。

　次の図で花セラピーと花セラピストの体系を表していますので、全体像を理解していただけると思います。

　なお、一般財団法人国際花と緑のセラピー協議会の活動と花セラピスト各認定コースおよび花セラピスト検定3級の詳細については、本書の最後に説明させていただいていますので、そちらをご参照ください。

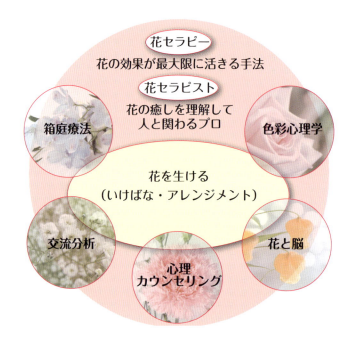

花セラピーと花セラピストの活動の広がり

　花セラピーは、東京南青山にあるサロンでの「花セラピストコース」として始まりました。心理カウンセラー、フラワーアレンジメント講師、花屋さん、アロマセラピスト、カラーセラピストなど、花と癒しに関する資格を持つ方々が主に受講しました。最初の回から、関東のみならず、山梨県、新潟県からも受講があり、関西からもお問い合わせを多数いただきました。翌年には大阪で花セラピスト募集のイベントを行い、今では東北から九州まで花セラピストの講師であるインストラクターの輪が広がってきています。さらに2016年の秋にはアメリカにも花セラピストが誕生、日本発の花セラピーが海外へと伝わりはじめました。

　「誰しも花は好き。花を嫌いな人はそうはいない」とよく耳にしますが、野菜や肉のように生活必需品でなく、見た目が生花とほとんど同じ造花がたくさん出回る中、生花が売れなくなってきている現状があります。そのなかで花セラピーが広がってきているということは、内容の面白さにご興味をお持ちいただいているだけでなく、世の中の人が本当はもっと自由に花を楽しみたいと感じていることの現れなのではないかと感じています。

　花セラピーは、各地域への広がりとともに、各分野へと広がっています。企業のメンタルヘルス研修、介護施設で利用者の心の癒し、福祉施設の職員研修、医療従事者への研修、エステサロンのお客様サービスに活用、会社の福利厚生に利用、保育園の親子講座、小中高校の総合学習、ブライダル、料理教室とのコラボなどなど、多方面へと浸透しはじめています。

　これらは、花セラピー創始者としての私自身の活動だけではありません。講師の資格を取得した花セラピストインストラクターの活動の幅もどんどん広がっており、各分野において実績を次々と作り出しています。時代の変化とともに、花のエンターテイメント性から、花のセラピー性が世の中から注目されはじめたということです。

　心の癒しがテーマとなる時代とともに、「花が嗜好品から生活必需品へと求められる、新しい時代への幕開けがやってきている」といっても過言ではないくらい、花セラピーは広がりはじめています。

② 花セラピーの特徴

　私たちが日本各地で行ってきた花セラピーイベントには、これまでたくさんの方々にご参加いただきました。花が好きな女性はもちろん、男性や小さな子どもたち、92歳の車椅子の女性、白い杖をお持ちの目と耳が不自由な女性など、本当に多くの人にご体験いただきました。

　花の生け方などほとんどわからない方でも体験できる「花セラピー」とはどのような手法なのでしょうか。

花セラピーの基本的な考え方

　ここで、花セラピーを実際に活用するときのベースとなる考え方をご紹介しましょう。花セラピーとは、次のような考え方です。

>　　　　「自由に花にふれて、心のままに花を生けて楽しもう！」
>　**自由に花にふれる**＝まずは、あなたの心が気になったお花から生けていいですよ
>　**心のままに花を生ける**＝気持ちが向くまま、自然に手が動くままに花を挿していいですよ

　花セラピーは、生け花のように生ける順番や決まった本数はありません。フラワーデザインのように器に対する花の長さや挿す角度もありません。まったく自由に花を生けていくスタイルです。花の正しい生け方、飾り方にとらわれずに、自分の心を解放するように、自由に花を生けていきます。花を生ける決まりや見本があると、上手・下手という判断が生じてしまいがちです。花セラピーでは、その人の花への感じ方は自由であっていいという考え方で、生け方に「正しい」「間違い」はないととらえています。

主役は"花"でなく"人の心"

　花セラピーでは、花が主役ではなく、人の心が主役です。あなたの心が主体となって、自由に無意識から湧きあがる自分を花で思いっきり表現すればいいのです。花という自然のものに自然体でふれることで、心の奥深くから癒しが湧きあがり、ストレスを手放すことができます。
　「自由に花を生ける」というのはどこか抽象的でイメージが湧きにくいかもしれませんが、生ける人に「花が好き！」「もっと花にふれてみたい」という気持ちがあればそれでいいのです。花はいつでもあなたの心を優しく包んでくれる、時に楽しく会話をするようにあなたの心に寄り添ってくれる素敵で優しい心のサポーターなのです。

花セラピーで心が癒される

　イベントに参加された目の不自由な女性は、青い色はぼんやり感じることができる視覚状態の方でした。色とりどりのお花が並ぶ中から青い色のデルフィニウムを手にとり、手の平で花の長さや花びらの大きさ、花を挿すオアシス（吸水スポンジ）の高さや大きさを感じとり、花セラピストの少しのサポートを受けながら、1本、1本、花や葉を切ってオアシスに挿していきました。とてもゆったりと花セラピーをご体験され、できあがった作品はとても鮮やかな青空のような花作品となりました。
　その場に立ち合った私も花セラピストたちも、その作品の存在感とその方の輝く笑顔に心が癒され、感動しました。
　私たち花セラピストの合い言葉は、「みんな違ってそれでいい！」です。花セラピーでは作品の上手、下手にとらわれず、あなたらしく花を生けることができればそれでいいのです。言葉を多く交わさずとも、花を通してその人の心の優しさを感じることができ、心が豊かになれる体験が花セラピーです。

3 花心理グラフの活用

花セラピーには、もう1つ重要な特長があります。それは、花の心理効果をグラフ化したレーダーチャート（花心理グラフ）です。

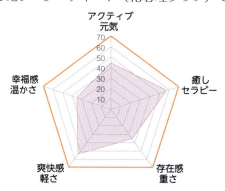

花の心理効果調査に基づく花の心理学

例えば、黄色のガーベラを見たとき、「どのような感情や感覚をどのくらい感じるのか」を五角形のグラフに表しています。この五角形のレーダーチャートによって、直感的に花と心の結びつきが理解できます。

これは、多くの方が気軽に花を手にとって楽しめるように、また気になる花から自分の心理状態がわかるようにという目的で、現代人の花を感じる心理効果を心理アセスメント（心理査定：心の反応を測る手法）の手法を用いて約300名の方を対象に調査を行い、その調査結果をまとめグラフ化したものです。

調査をとる際の質問数や回答時間も標準化し、1次調査、2次調査を経て、信頼性、妥当性がある結果となるようにしました。さらに、幅広い年齢層の誰にでも活用できるよう、男女比、年齢層も考慮して調査をとった結果となっています。

【花の心理的効果についての調査概要】
■調査目的
　花が人に与える心理的効果を心理アセスメントの手法を用いて調査する。
■調査対象
　より広く活用できるよう、年齢、性別は限定せずに調査した。

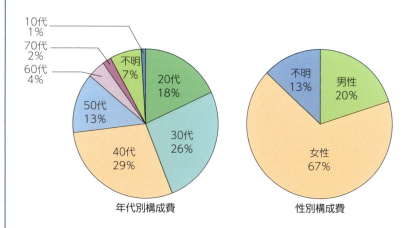

年代別構成費　　　　　性別構成費

■調査方法
①1次調査
　花が与える心理的効果について被験者に自由記述で回答を求め、共通して示された記述を抽出・集計。
②2次調査
　1次調査で抽出された記述を基に心理的効果を質問紙調査法(リッカート法、7件法、質問項目約70問)で調査。
　1次調査、2次調査ともにアンケートの回答時間や質問数も心理アセスメントの手法に沿った調査方法により、妥当性、信頼性の裏付けとしている。
・調査に用いた花の写真は、日頃から花にふれる職業の人にご協力いただき、「普段見ている花の表情」を撮影し、調査対象とした。(写真家が撮った綺麗な花を調査したのではない)
・調査する花の種類は、街の花屋さん数軒の協力により「店頭でよく売れる花」を選定し、調査した。(約30種)

質問の例

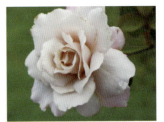

左に提示された花を自然に見てください
次に、下記のように
「○○な(とした)気持ちになる」
の○○に当てはまる言葉が順番に出題されますのでそうした気持ちになる程度を
「まったくならない」から「すごくなる」
の7段階で回答してください

それでは始めてください(時間制限等はありません)

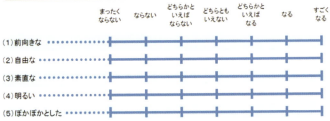

■調査結果

その結果、人は「花」に次の5つの感情を持つことがわかった。

```
アクティブ・元気……明るさ、活気、好奇心
癒し・セラピー………緩む、和む、手放す
存在感・重さ…………力強さ、自信、勇気
爽快感・軽さ…………爽やかさ、リフレッシュ感
幸福感・温かさ………満足感、充実感
```

調査結果をとりまとめて分析し、それぞれの花のグラフ化を行った。

花の心理学としての科学的裏付け

　調査から、人は花に「5つの感情」を抱くことがわかりました。さらに、この結果を五角形のレーダーチャートとしてグラフ化することで、「自由に花を生けて楽しい！」という感性的で抽象的なセラピーではなく、科学的な裏付けのある新しい花の心理学として誕生したのです。

　「自由に花を生けてストレスを解放しましょう！」とはじまった花セラピーは、今では、気になる花から深い自分の想いに気づくことができる「お花で自分探しができる手法」として、多くの人々が楽しんでいます。

人はなぜ花に癒されるのか

　人が「花に癒される」と感じるのは、なぜでしょうか。それは、花が発する色や匂いが人の五感に働きかけ、脳が活性化するからです。

花と脳

　人間の脳には左脳と右脳があります。左脳は思考や論理を司る考える脳であり、右脳は五感を司る感じる脳です。思考・論理の左脳は文字や数字を論理的に分析するような働きをするといわれ、5つの感覚や感性を取り扱う右脳は視覚情報を認識する力があるといわれています。花セラピーは、右脳が司る5つの感覚をフルに活動させるメソッドといえます。

❶視覚
　花には鮮やかな色と個性的な形がありますが、目から入った視覚情報が右脳に伝わり、感性や感情を司る右脳との関係から、多くの人が花に心が動かされるということが考えられるのです。

❷嗅覚
　花には香りがあります。バラや百合は香りのある花としてよく知られていますが、その他の花にもよい香りがあります。カーネーションやダリア、グリーンの葉など、ぜひ繊細な香りの違いを楽しんでみてください。

❸触運動感覚
　花セラピーは花にふれ、花を生けます。花のみずみずしさに触れ、両手や首、上半身、眼球などを動かすことで、自然に身体を動かすようになり、体調がよくなった方もいます。

❹聴覚
　花セラピーでは花を通して会話をし、花や自分について語る人の声に耳を傾けます。言葉を語らない花を見て、心の内にある言葉がふと浮かんでくる場合があり、これも聴覚的な反応として、心理学ではとらえます。

❺味覚

　花はお茶として楽しむことができます。ハーブティーや紅茶から植物の味と香りを感じることができます。また最近では、エディブルフラワーといって食べられる花も出回り始めているようです。

　花セラピーは、視覚だけでなく、右脳が司る5つの感覚すべてに働きかける体験です。したがって、あれこれ考えすぎて凝り固まった頭の中をフルに活性化させ、花セラピーでリフレッシュすることができるのです。

いのちのサイクル

　花と人とは生きているもの同士、同じ「いのちのサイクル」があります。花は数日から10日くらいの間に咲いて、やがて枯れてゆくいのちです。人の一生にも同じサイクルがあります。この世に生まれて成長し、社会で活躍する年齢になり、次第に社会から離れていき、いつかは土にかえります。

　このように、人も花も生きるいのちとして同じサイクルを持っています。だからこそ、人は、花の開花から枯れてゆく様子に自分自身を重ね合わせて見てしまうのです。花の中に自分自身を投影し、元気に咲く花を見てイキイキでき、枯れゆく花を見て感慨深い気持ちになるということです。

生花と造花

　近年、造花やプリザーブドフラワーなど、さまざまな方法で花を楽しめる世の中になってきています。これらの花には、生花と同じような「癒し効果」があるのでしょうか。

　ある大学の研究によると、本物そっくりの造花と生花とを身体のそばに置いて脳波や自律神経系の調査をしたところ、生花が身体のそばに置かれたときに、自律神経の副交感神経が優位になり、リラックス効果が確認できるという結果になったそうです。

　花セラピーでは、花のエンターテイメント性より、花による心の癒しを重視しているため、リラックス効果の高い生花を使います。

もちろん、造花やプリザーブドフラワーにもメリットはあります。これらは重いものが持てないお年寄りや身体の不自由な方、また、水の中に制約を超えたアートを思いきって表現したいときなど、とても便利な花材として大いに活用できます。

　生花と造花、双方の良し悪しを語るのではなく、それぞれの花材の特長を知ってそのよさを活かし、目的によって花材を選び、花本来のよさを楽しみましょう。

生け花やフラワーアレンジメントとの違い

　花セラピーは、生け花やフラワーアレンジメントとは何が違うのでしょうか。

　生け花は、草や木の枝と花とを自然の形に生ける"芸術"です。フラワーアレンジメントは花の色や形を活かして飾る"花のインテリア"といえます。生け花は花器に水を入れて花や枝を剣山に挿し、フラワーアレンジメントはオアシスという水を含ませたスポンジに花や葉を挿します。剣山よりもオアシスのほうが、子どもやお年寄りにも簡単に花を生けることができるので、花セラピーも、オアシスを使います。そのため、花セラピーを体験している様子は、フラワーアレンジメントをしている様子とよく似ています。

　しかし、花セラピーは、花を綺麗に見せるということではなく、人が自由に花を生けるということが目的になります。

　花セラピーの講師である花セラピストインストラクターは、「花セラピーとは、作品の上手下手を競う講座ではありません。作品の見本や、正しい形もないので心のままに自由に生けましょう」という雰囲気づくりを大切に講座を進めます。

　フラワーアレンジメントでは花が主役、花が綺麗に見えるスキルを提供します。これに対して花セラピーは人が主役、心をサポートする花のパワーを花セラピストが提供します。心を花でマッサージする癒しの手法となるのです。

花セラピーとメンタルヘルス

　私たちは、日々さまざまな感情を抱きながら生活しています。しかし、日常生活において自分の感情をそのまま表現することは少なく、自分が感じたことを口にすることさえ躊躇してしまう人が多いのが現実です。日々の仕事や人間関係において自分の感情をある程度抑えることは大切ですが、あまり抑えてしまうと自分で自分の気持ちがわからなくなります。そして、心の疲れや、本当は不満に思っていること、たまっているストレスに気づけなくなってしまいます。

　「ストレスには気がつかないほうがいいのでは？」と思う人もいるかもしれませんが、"見えないストレス"が悩みの根本となり、心や身体のバランスを崩してしまう原因となる場合は多いのです。

　人は花に5つの感情を抱くと同時に、花を通してさまざまな感情に気づくことができます。花セラピーによって「お花で心のマッサージ」をして、日々抑えているあなたの感情を解放することができるのです。

花とホメオスタシス

　私たちの身体にはホメオスタシス（恒常性維持機能）があることはご存じでしょうか。これは環境の変化にかかわらず、身体の状態が一定に保たれる性質のことで、健康を維持するうえでとても重要な働きです。わかりやすい例をあげると、体温の維持が代表的です。また、運動して汗をかいた後に水を飲みたくなるのは、身体の水分量を一定の状態に保つためであり、頭であれこれ考えて疲れたときに甘いものが食べたくなるなどもホメオスタシスの働きからくるものです。

　実は、この働きは身体だけでなく、心にも適用されることが近年わかってきています。人間には、さまざまなストレスによる心のバランスの乱れ

に対処し、通常の一定の状態に保とうとする力があります。私たちは心の状態を保つために、食べたり、飲んだり、眠ったり、人と会ったり、外へ出たりとさまざまな行動をとり、心と身体の平穏を保とうとしているのです。ところが、自分が耐えきれないほどの大きなストレスを抱えてしまったり、長期間不安をためこんだり、知らず知らずに心の負担になっていることがあると、ホメオスタシスの回復が追いつかずに心や身体にダメージを受けてしまうのです。

　ある大学の研究によると、花には調整作用があることがわかってきています。調整作用とは、その人の体調を最適な状態にすることです。血圧が高い人であれば低くなり、低い人であれば高くなる、緊張状態の人はリラックス状態になり、活力に乏しい状態の人は活力、元気が湧いてくるという花の効果のことです。

　花セラピーは、心のホメオスタシスの働きをサポートする花を飾ることで心の健康を保とうとする「癒しのスキル」でもあるのです。

花セラピーでストレス予防

　花セラピーは、心の健康の問題について、予防する効果があると考えられています。

　多くの病気の原因が「ストレスにある」といわれる時代に、本当に見つめなければならないストレスは、思いのほか心の奥深くに潜んでいます。心の不調を訴え、悩んでしまう人の多くは、何がストレスなのかわからない、自分が気づかないうちにストレスをためこんでしまっています。

　例えば、心の不調を感じた人がメンタルクリニックで「何がストレスですか」と医師に聞かれたとしましょう。ここで、ストレスとその原因を明確に話すことができたら、その人は、病院に来なくても改善に向かう可能性がかなり高いといえるでしょう。悩みの根本とは、自分では気づかない原因でストレスをためこんでしまっていることが多いのです。

　本来、悩みに立ち向かおう、問題を解決しようという基本的な力は誰にでも備わっています。しかし、本当に問題となるのは、自分だけでは気が

つきにくい悩みや心の疲れ、つまり「見えないストレス」なのです。

　花セラピーでは、自分が選んだ花と挿した位置にその人の無意識が表れるとして、自分が生け終えた花作品を観察していきます。そこには、その人の性格やその人らしさが表れるだけでなく、今抱えている問題や人間関係の悩みなど、心の奥深くの引っかかりまでもが見えてくるときがあります。例えば、次のような場合です。

- 作品の右側に花をたくさん生けている人
    - ➡ 仕事でプレッシャーに感じていることがある
- 花2輪を作品の中央に挿している場合
    - ➡ 人間関係で悩んでいる
- 作品全体を低く生けている場合
    - ➡ 足場固めをしているときで、大きな動きは控えたほうがよい

　働く人のストレスチェックが義務付けられる[※]ほど、社会では心のトラブルが問題となっています。花という心に優しいツールを使う心理分析は、心の問題の早期発見と予防に効果があるということから、花セラピーはこれからの社会にますます必要なものになっていくと考えられます。

※労働安全衛生法の改正により、2015年12月より、従業員50名以上の事業所のストレスチェックの義務付けがはじまる。

花と性格

　花セラピーを利用することで、心のバランスを整えることができます。つまり、その人の性格や個性に合う花（同調の花）と、その人に足りないパワーを補う花（補完の花）を選び、心のバランスを整えるのです。

　例えば、いつもグループの先頭に立ってみんなを取りまとめるリーダータイプの人は、情熱やパワーを感じさせる赤いバラが性格にマッチ（同調）しますが、常に力が入って緊張状態になりやすいため、癒しを意味するピンクのカーネーションで緩めたほうがよい（補完）のです。

　花セラピーとは、花の心への効果と心のホメオスタシス、花の調整作用

■花と性格

タイプA グループのリーダータイプ	同調：赤いバラ…情熱、正義感 補完：ピンクのカーネーション…癒し、優しさ
タイプB 思いやりがある癒し系	同調：ピンクのバラ…温かさ、思いやり 補完：千日紅…自己主張、個性を出す
タイプC 感情を出さないポーカーフェイス	同調：デルフィニウム…冷静、落ち着き 補完：オンシジューム…明るさ、素直
タイプD 天真爛漫な自由人	同調：ヒマワリ…自由、活発 補完：デルフィニウム…落ち着き、バランス
タイプE 周りにあわせる平和主義	同調：カスミソウ…従順、察する 補完：黄色のバラ…活動的、輝き

※この組み合わせは一例です。第2章の各花の特長の「相性のよい花材」も参考にご活用ください。

が相まって心の健康が保たれてゆく花の心理療法なのです。

「花と性格」の一覧を参考に、自分の心が整うと思う花を考えてみてください。

花セラピーで自分探し

もうひとつ、花セラピーと心の健康についてお伝えしたいと思います。それは、花セラピーとは「花で"自分探し"ができるセラピーである」ということです。

花から自分の無意識を分析できると聞くと、ちょっと不思議に思うかもしれませんが、実は、花セラピーではそれが可能なのです。

「花心理グラフ」によってわかったそれぞれの花が持つキーワードと、心の無意識とがリンクしていることが明らかになってきました。花のパワーを心に取り入れると同時に、花を生けることで落ち着いて自分の心の整理ができ、花のキーワードから今の自分を受け入れる体験ができるのが「花セラピー」なのです。

花セラピー **Check ❶**《プチ心理テスト》

「お花と心の関係って本当にあるの？」──
まずは、花を使った「プチ心理テスト」を体験してみてください。

> あなたの寝室に飾りたい花を選びましょう！
> 問題：次の6つの花の中から「そばに置いて眠りたい」と思える花を直感的に選んでください。

A：赤い千日紅

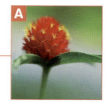

B：ブルースター

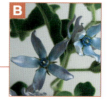

C：ピンクのバラ

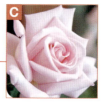

D：紫のスイートピー

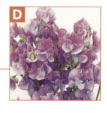

E：黄色のガーベラ

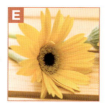

F：カスミソウ

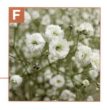

解説 あなたの「**本質的な性格**」がわかります。

眠っているときとは、無意識が自由に活動しているときです。無意識には、あなたの本当の顔が隠れている場合があります。

眠るという無防備な状態のときにそばに置きたいと思える花からあなたの本質的な性格がわかるのです。

A：赤い千日紅

この花を選んだ人は、言うべきことは言わずにいられない正義感あふれる人です。相手との人間関係が不安定になろうとも「違うことは違う！」と言わなくては気がすまない正直な性格の持ち主です。その想いは相手を傷つけようというものではなく、相手のためを思っての優しさや情の深さからくるものです。ただし、時に頑なになりすぎ、自分で自分をしばってしまい窮屈になってしまうことがあるので、注意が必要です。

B：ブルースター

この花を選んだ人は、相手の心の奥深くに耳を傾ける受容力の高い人です。相手が気づいていない気持ちをも感じとってしまうため、自分のことをよくわかってくれる理解者として一目置かれることが多いでしょう。言葉はなくても伝わるものが大切として、場の雰囲気や場の空気を重んじる人です。ただ、相手の心を感じるあまりに言葉で明確に伝えることが疎かになってしまい、意思疎通がうまくいかないことが時にあります。

C：ピンクのバラ

この花を選んだ人は、心がいつも愛で満たされている癒し系の人です。人に優しくすることが自然体でできる人です。女性らしい癒しのオーラと面倒見のよいテキパキとした行動とのバランスがよく、周囲から頼りにされる人気者です。ただし、周りを大切にするあまりに自分自身が疲れてしまわないように要注意。あなた自身の心が優しさで満たされていることで周りも癒せることを心得ておきましょう。

D：紫のスイートピー

　この花を選んだ人は、物事を客観的に見る観察眼に優れている人です。直感力が高く、ヒーリングなど人を癒す仕事に向いているかもしれません。行動力と冷静さのバランス感覚がよいため1人で何役もこなせる器用な人です。ただし、しなくてもいい気遣いをして疲れてしまい、人を避けてしまうことがしばしばあります。生活の中で気分転換やストレス解消が大切と心がけておきましょう。

E：黄色のガーベラ

　この花を選んだ人は、知識を得て自分を高め、人の役に立つことが大好きな人です。人と関わることも好きなので、学校など学びの場で能力を発揮できるかもしれません。向上心があり、常に新しい何かを探すアンテナを立てている人です。サッパリした性格で付き合いやすく、話題も豊富なので、グループのムードメーカーとして人気があるでしょう。ただし、理屈で相手を打ち負かそうとする勝ち気な面もあるため、心の余裕や落ち着きを大切に行動することも必要です。

F：カスミソウ

　この花を選んだ人は、どんな人やどんな状況にも合わせることができる器用な人です。自分よりも相手を優先でき、優しさと辛抱強さも持ち合わせている謙虚な人です。けっして目立つことはありませんが、グループの中で必要なパワーを確実に発揮でき、「〇〇さんがいなかったらできなかったよね」と話題になる素敵な人です。ただし、周りに合わせるあまりにストレスをためがちに。時には自分を優先し、いい意味でわがままになってストレスを解放するよう自分を見つめ直してみましょう。

　いかがでしたか。花セラピー診断の結果を、自身を見つめ直す1つのヒントとしてとらえ、あなたの今後に役立ててみてください。

第 2 章

5つの感情別
花の活かし方

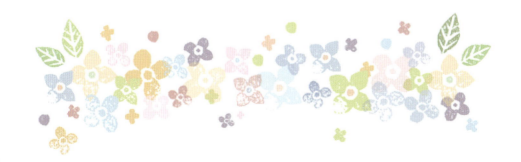

1 アクティブになれる花セラピー
活発・積極的・能動的になれる花々

　アクティブとは、「活発、積極的、能動的」を意味します。ここでは、明るく元気に前向きな気持ちになれる花をご紹介します。
　まず、「アクティブになれる花セラピー」で元気になられたOさんの花セラピーストーリーをお読みになって、花セラピーの効果を感じてください。

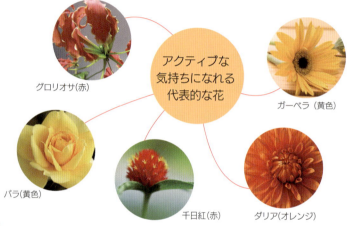

アクティブな気持ちになれる代表的な花

- グロリオサ(赤)
- ガーベラ(黄色)
- バラ(黄色)
- 千日紅(赤)
- ダリア(オレンジ)

花セラピーストーリー Vol.1　黄色のバラで頭痛が和らいだOさん（60代 女性）のお話

　東日本大震災で被災し、仮設住宅に入ったOさん（60代 女性）は、震災のショックと仮設住宅での息苦しさに日々立ち向かいながら生活していました。仮設住宅に入って3か月、慢性的な頭痛に悩み、近くの病院に通っても改善せず、紹介状を持って大病院に行かなければならない状態でした。
　もともと花好きのOさんでしたが、亡くなった人々のことを思うと「自分だけ花を生けて楽しむなんて…」と花を飾る気にはなれずにいました。そして、翌月の11日で震災からちょうど1年になろうという

ときに花セラピーに出会ったのです。

　Oさんは、明るい気分にはなれないと思いましたが、花セラピーの"セラピー"という言葉が気になり、ただ花を楽しむだけではなく、自分や周りに役立つのであればと、雪が降る中、仮設住宅の集会所へと歩いて体験に来られました。

　そこで用意されていた花は、黄色のバラとガーベラ、千日紅（赤）、スイートピーのピンクとオレンジ、緑の葉でした。黄色の花で明るくなれ、ピンクの花の優しさと香りに癒され、花を生ける時間はあっという間でした。花の色と香りに癒されたのはもちろん、「花セラピーは、作品の上手、下手を競うものではありません。花にふれて心のままに自由に生けていいのですよ。もし、途中で生けたくない気持ちになったらそこで止めてもいいのですよ」との花セラピストの言葉に安心感を覚えたそうです。

　驚いたのは、生け終わった後、参加者の方々がはじめて会った花セラピストに、津波で流されたときのことを語りはじめたこと。花を前にすると、辛い感情を辛く感じすぎず、素直に自分の気持ちを言葉にできるという、Oさんにとっては貴重な体験でした。

　そして、Oさんは、自分に起きた変化にも驚きました。この体験後、なんと慢性的な頭痛が和らいでいたのです。

　その後、1か月後、3か月後、半年後とOさんにお会いしましたが、頭痛はすっかり改善されたとのこと。輝く瞳と明るい笑顔が印象的でした。

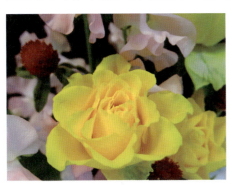

　花で身体症状が治るとは言いきれませんが、花の効果と人の自然治癒力が相まってOさんに何らかのよい変化が起きたのだと思います。あらためて花と人のパワーに驚かされた貴重な出来事でした。

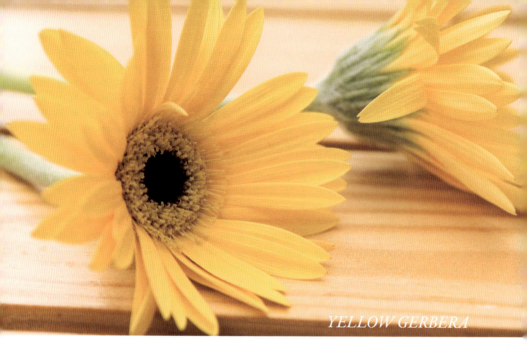

YELLOW GERBERA

ガーベラ(黄色)

黄色のガーベラは、「幸福感」「かわいい」「元気」という印象の、誰にでも好まれる花。前向きな一歩を踏み出すことができる力を持っています。

花セラピー言葉	幸福、かわいい、親しみやすい
原産国	南アフリカ
代表的な国内生産地	静岡県

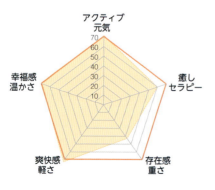

❋この花が気になるのは…
心の穏やかさと幸福感に満たされたいとき

❋こんな人にプレゼントしよう！
自分の能力に気づいてほしい人

❋こんなときにはこの花を飾ろう！
はじめの一歩が踏み出せないとき

黄色のガーベラの花セラピー

❋花心理グラフによる花の分析結果

　黄色のガーベラを《花心理グラフ》でみると、「アクティブ・元気」「爽快感・軽さ」「幸福感・温かさ」の3つが高い数値を示しています。このことから、黄色のガーベラを見ると元気が湧きあがり、心が軽くなり、温かさを感じるということがわかります。

　ガーベラは、花屋さんではビニールに包まれて売られていることから、花を生けるときに伸び伸びと花が開く様子がイメージされ、「変化する花」という言葉が浮かんだ人も多くいました。

❋この花によって得られる心の成長

● 心のストレスを解放でき、前向きな気持ちになれる

　黄色のガーベラは外側に向かって花びらが開いた形をしています。花びらが開くまでがとても速く、外側に向かって開きたいパワーが強い花です。この様子から、内から外へ何かを解放したい、外に向かって自分を表現したい、自分の想いを行動に移して実行したいというパワーを心に感じることができます。

　この花を身近に飾ることで無理のない心のパワーを発揮でき、にわかに出した空元気とは違った心の前向きさを感じることができるでしょう。

● ワクワクする気持ちを感じて、まずは動いてみる

　未来に向かって前向きに行動しようとする力とは、動く理由を冷静に考えることではなく、その人の心の中に「やってみよう！」と感じられる勢いが生まれることです。頭の中であれこれ考えてばかりいても、現実は何も変わりません。先のことはわからないけど、ワクワクする気持ちを感じて、まずは動いてみることも、時には大切ですね。ガーベラの外側に開いた形とワクワクする心に訴えかける黄色が、元気さや明るさ、好奇心に働きかけ、不安や迷いを解放し、前向きな一歩を踏み出すことができる力となるのです。

黄色のガーベラの活かし方

✻花の特徴

　ガーベラの花は、アレンジメントのメインの花になる場合が多く、生け方によってはインパクトを与える表現ができる花です。しかし、温かく癒される雰囲気も持ち合わせているため、ユリやカトレアなど大ぶりの花の周りに添えて、他の花を引き立てる花としても活用できます。明るさと柔らかさを表現できる黄色のガーベラは、どのようなアレンジにも融合する花として覚えておくと便利です。

　シンプルな小さめの花瓶に1輪だけ飾っても花と茎の表情で可愛らしく見応えのある雰囲気を醸しだすことも可能です。リビングやキッチンなど、花が自然と目にとまる場所に飾って楽しんでみましょう。

相性のよい花材

ブルースター
物事を進めるときには、勢いと冷静さのバランスが大事。ブルースターは黄色のガーベラからの勢いを抑えることなく優しく諭すように冷静さをも感じさせてくれる花です。

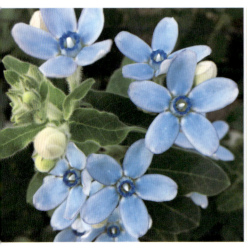
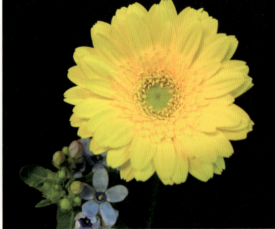

❋選び方

　ガーベラは、花屋さんでは花がビニールに包まれた状態で売られています。茎の部分が真っ直ぐなもの、やや曲線を描くものによって花の表情が変わって見えるので、勢いを感じたいときは真っ直ぐな茎の花を選び、より優しさを感じたいときは茎が曲線を描く花を選ぶ**とよい**でしょう。

❋飾り方

● **はじめての人と会う前にお部屋に飾りましょう**

　はじめての人に会うときに明るさは必要ですね。ただ、元気さや勢いだけでは引かれてしまうかもしれません。そこで黄色のガーベラの出番です。この花は、「元気の中の穏やかさ」を感じさせる花なので、相手に安心感を与えつつ、明るさが演出できるイメージを感じることができるでしょう。黄色は無邪気さや素直さを感じさせる色です。初対面の方にあなたの飾らない自然体の素敵さが伝わるように黄色のガーベラのパワーを味方につけましょう。

気づきのレッスン Memo

　この花を見て感じたこと・気づいたこと、花を見て思う自分自身について、また、この花をどのように活かしたいか等々、気づいたことを書き留めておきましょう。

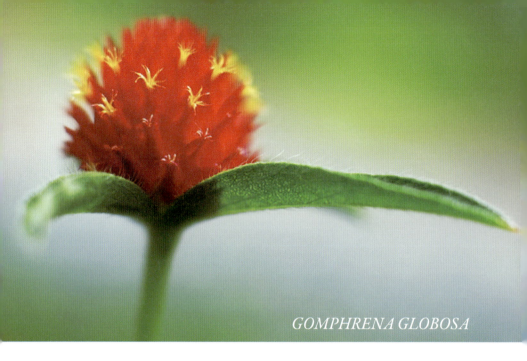

GOMPHRENA GLOBOSA

千日紅（赤）

赤の千日紅は、強さと可愛らしさの両面を持っている花。言いたいことを相手に伝えることができるパワーを持っています。

花セラピー言葉	一所懸命　かわいい　燃えるような
原産国	熱帯アメリカ
代表的な国内生産地	群馬県

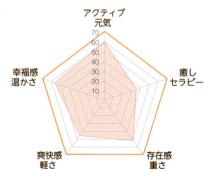

❋この花が気になるのは…
はっきり意見を言って、自分を見失いたくないとき

❋こんな人にプレゼントしよう！
自分に自信がなく、相手を優先して我慢してしまう人へ

❋こんなときにはこの花を飾ろう！
相手の理解を得たいとき

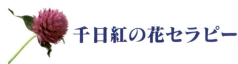
千日紅の花セラピー

❋花心理グラフによる花の分析結果

千日紅は、「アクティブ・元気」と「存在感・重さ」の数値が高いという結果になりました。このことから、この花は、活動的になれて相手にインパクトを与えることができる力を持っていることがわかります。

この花から「熱さ」「火種」「ひたむきそう」「一所懸命」という言葉が浮かんだ人が多くいました。赤くて丸くて小さくて、ちょうどイチゴのような花なので、可愛らしさを感じる人も多いです。

❋この花によって得られる心の成長

● 言いたいことが言えるようになる

千日紅はしっかりした雰囲気と可愛らしさを持ち合わせているため、相手に伝わるように伝えることができるパワーを持っています。

生活のさまざまな場面で、自分の考えを相手に伝えるということはどうしても必要になります。心を健康に保つためにも、「言いたいことが言える」花のパワーは大切です。「自分が我慢すれば」と気持ちを抑えてばかりいるとストレスが溜まり、つい誰かに八つ当たりしてしまうかもしれません。言いたいことを言わないのは、想像以上にコミュニケーションを図るうえでの障害となっていることに気づきましょう。

● 相手にちょうどよく伝わる自己主張ができる

言いたいことを言葉にできることで、自分の本当の気持ちがわかったり、相手への理解が深まったり、人間関係の進展に繋がることも多いものです。

こちらが正しいことを言っていたとしても、威圧的な言い方では受け入れてもらえないことがあります。千日紅の強さと可愛らしさ、一所懸命さ、ひたむきさから、相手にちょうどよく伝わる自己主張を感じて、表面的でない心と心の温かいコミュニケーションを築くことができるようになります。

千日紅の活かし方

✻花の特徴

千日紅は花の部分は赤くて丸い形で、茎は真っ直ぐに凛と伸びています。花は小ぶりで、茎は細く、比較的短いです。しかし、どこかしっかりとした佇まいがあり、長持ちする強い花です。

花が小さくて茎の長さが短いため、アレンジメントのメインにするのは難しいですが、花と花との間から顔を覗かせるように挿すと、とても可愛らしい表情を演出できます。また、花作品の全体の雰囲気にどこか物足りなさを感じるときにスパイス的に加えるとアレンジがぐっと締まった印象になり、小さめの花瓶に1、2本飾っても、その存在感と可愛らしさを感じることができます。

相性のよい花材

ピンクのカーネーション

言いたいことを言うときは、誰でも身体と心に緊張感を覚えるものです。ピンクのカーネーションで穏やかさを忘れずに、優しさの先の強い自己主張として心を整えましょう。

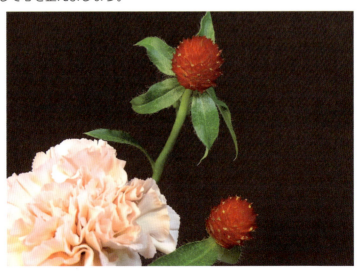

❋飾り方

● イヤな誘いを断りたいときに

日常のシーンで役に立つのは、お断りをするときです。

相手に「NO！」を言わなければならないときは多少の勇気が必要ですね。お断りをするというと、相手を否定するようでなかなか言葉にすることが難しいと感じる人は多いです。しかし、不要なものを断ることは自分自身を守ることであり、あなたとあなたの周りの人を守る大切な行為でもあります。

千日紅は長持ちする花です。断ることができなくて困ってしまうことが多い人は、日常的に部屋などに飾っていてもいい花かもしれません。

❋贈り方

お人好しで周りに利用されてばかりの人に、「あなたらしく頑張ってね！」のメッセージとともにプレゼントとして贈ると、相手の心に響きます。

気づきのレッスン Memo

この花を見て感じたこと・気づいたこと、花を見て思う自分自身について、また、この花をどのように活かしたいか等々、気づいたことを書き留めておきましょう。

ORANGE DAHLIA

ダリア(オレンジ)

ダリアは、内に秘めた自分の想いに気づける花。自分自身に対して積極的に向き合うパワーによって、心の成長が得られます。

花セラピー言葉	なごむ、温かい、裏がありそうな
原産国	メキシコ
代表的な国内生産地	秋田県

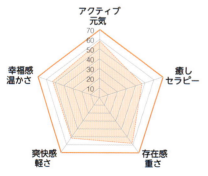

❋この花が気になるのは…
自分を認めて人に優しくしたいとき

❋こんな人にプレゼントしよう！
内に秘めた想いに気づいてほしい人へ

❋こんなときにはこの花を飾ろう！
自己理解を深めて積極的に成長したいとき

オレンジのダリアの花セラピー

✻花心理グラフによる花の分析結果

　《花心理グラフ》によると、「アクティブ・元気」の軸と「存在感・重さ」の軸が高い数値を示し、続いて「幸福感・温かさ」を感じられる花であることがわかります。

　一見、柔らかい印象がある花ですが、よく見ると花びらの先端がとがっているため、人によっては「硬い」「キツイ」という印象を持つ人も多くいました。「やさしいけど裏がある」「穏やかさの中の激しさ」という、2つの言葉を同時に連想した人が多くいるということがわかりました。心のバランスが整い、自分にパワーがある状態に共鳴する花といえます。

✻この花によって得られる心の成長

● 自分の本心に気づく

　優しさと同時に厳しさをも思わせる花でもあるので、この花が気になるときには、「無理をして頑張りすぎていないか」「苦しさを抑えながら無理に明るくふるまっていないか」という自分の気持ちに繊細に気づくことが大切です。

　心理学で「自分でわかっている自分とは、全体の1割に満たない」という考え方がありますが、あなたは、自分で自分のことをどれくらいわかっていると思いますか。ここでいう自分とは、心の奥の感情までをも含んだ「あなたの心の全体」についてです。この花は自分では気づいていなかった本心に気づくサポートとして力を発揮する花といえるでしょう。

● より深い自分自身を受け入れる

　自分のことをよくわかっていると思っている人ほど自分だけの思い込みの世界にひたり、実はまったく自分が見えていないということがよくありますが、本当の自分を知るには勇気が必要です。オレンジのダリアは、優しくも厳しい雰囲気から自分の中の厳しさや頑固さなど、より深い自分自身を受け入れる心の成長への気づきをサポートしてくれる花なのです。

オレンジのダリアの活かし方

✻花の特徴

　ダリアは、生産農家の方々の努力により、近年、さまざまな色が開発されています。ピンクやオレンジをはじめレモンイエローや紫がかったピンクなど、今までにない色合いを楽しめる花として注目されています。

　ダリアの花は、外側に向かって大きく花が開き、花びらがたくさんついていて、大きく重みがある形をしています。

　生け方によってはメインの花にも、またメインの花を引き立てる花にもなります。また、大きめの花瓶に一輪だけ飾っても、十分に見応えのある美しい花といえるでしょう。

相性のよい花材

白いカーネーション

心の成長とは自分が変わることです。白のカーネーションとダリアの組合せで、新しい自分に向き合い、凝り固まった古い自分を手放すパワーを感じましょう。

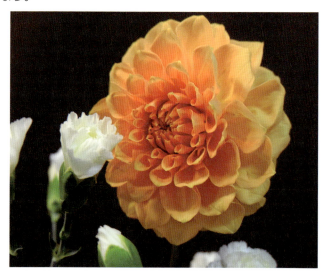

❋飾り方
● 読書をするときや勉強するときに身近に飾りましょう

　オレンジ色は自分探し、自分磨きがしたいときに気になる色です。オレンジのダリアは、心を落ち着かせて、心の内から自分が前向きに変わりたいときに効果を発揮します。

　読書をするとき、勉強するときに身近に飾るといいでしょう。

　自分をもう一歩高めたいときには、オレンジのダリアのパワーを感じてセンスアップした自分をイメージしてみましょう。

❋贈り方

　オレンジのダリアのアクティブさとは、外へ向かう行動力というよりも、自分自身に対して積極的に向き合うパワーです。内に秘めた想いに気づいてほしい人へ贈ってみましょう。

　また、個性的で印象に残る花束のプレゼントがしたいときにはダリアの花が最適です。おしゃれでインパクトある場の演出がしたいときに飾る花としても覚えておくといいでしょう。

気づきのレッスン Memo

　この花を見て感じたこと・気づいたこと、花を見て思う自分自身について、また、この花をどのように活かしたいか等々、気づいたことを書き留めておきましょう。

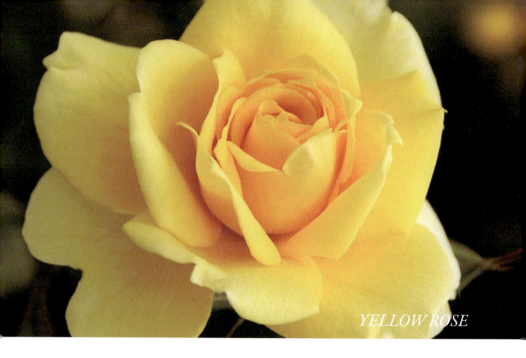

YELLOW ROSE

バラ(黄色)

明るく華やかなカリスマ性を持った花。黄色のバラが好きな人は頭の回転がよく、素早い判断力と行動力を持った人です。

花セラピー言葉	明るい、ハッキリ、目が覚める
原産国	北半球亜熱帯から熱帯
代表的な国内生産地	山形県、群馬県　佐賀県

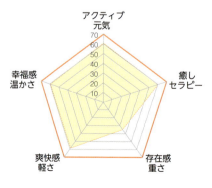

❋この花が気になるのは…
頭脳明晰で輝きがあり、活き活きしているとき

❋こんな人にプレゼントしよう！
はつらつとした明るさがある活発な人へ

❋こんなときにはこの花を飾ろう！
集中して新しい知識を学びたいとき

黄色のバラの花セラピー

❋花心理グラフによる花の分析結果

　花心理グラフでは、「存在感・重さ」以外がほとんど同数で高い数値を示すという結果となり、温かさや癒し・元気・爽やかさをバランスよく感じさせ、好印象を持たれる花といえるでしょう。

　黄色のバラには、「明るい」「はっきりしている」「目が覚める感じ」という印象を持つ人が多くいました。また、「親しみやすい」「温かい」という、心をホッと和ませる効果を持っている花でもあります。

❋この花によって得られる心の成長

● 自分が学んで成長したい立場から、人の成長に協力したい立場に

　何もしなくても、ただそこにいるだけで目立つ雰囲気がある人、小さなことにくよくよせず、頭脳明晰で、説得力のある答えを導き出して周りを納得させる機転が利く人が黄色いバラにひかれます。

　また、人前で演技をする人、講演家、カリスマ性を発揮して人をひきつける立場の人の心に響きます。自分が学んだ知識を伝える立場として力を発揮したいときに目に飛び込んでくる花です。先生や講師の仕事をしている人だけではなく、自分が人の成長に寄り添い教える立場となったときに、花のパワーを感じます。

● 頭がスッキリと集中できる

　黄色のバラは不安や緊張をほぐす効果もあります。

　例えば、人前で話さなくてはならないときや、苦手な人に会わなければならないときなどの緊張してしまう場面に黄色のバラがあると、胸からみぞおち辺りが軽くなり、心の緊張をも軽くする効果があると考えられています。

　緊張すると胃の辺りに重さを感じる人は多いですが、この花は気分の軽さを感じさせてくれる花なので、緊張が和らぎ、明るい気分になれる効果が期待できるのです。

黄色のバラの活かし方

✻花の特徴

　バラの花は花弁が幾重にも重なっているため、その花の色の効果を強める効果があります。花束やアレンジメントに黄色いバラを入れると、目にしただけで思わず笑顔があふれる明るさを演出できます。

　花瓶を青や紫などの落ち着いた色にしたり、紫の花やグリーンの葉を合わせて飾ったりして、黄色のバラだけが目立ちすぎないよう工夫してみましょう。飾った花から"適度に集中、適度に楽しく"というメッセージがバランスよく伝わると、いっそう効果的です。

相性のよい花材

スターチス（紫）

小さな花びらがたくさん咲くスターチスの紫は、地に足がつく安定感を感じさせる花です。ワクワクとした好奇心と心の落ち着きでバランスを保ち、質のよい学びの時間を得ることができるでしょう。

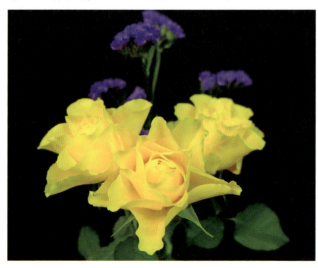

❋飾り方

● 集中して頑張りたいときに

　花の中心に向かって渦を巻いている形状の黄色のバラは、頭をスッキリさせて何かに集中できる効果がある花です。この花を見ると自分が興味を持っていることに対して楽しい気分が高まり、集中して頑張りたいという気持ちが引き出されます。何かに対して無我夢中になりたいときに身近に飾ると効果を発揮します。知的好奇心を満たしたい、勉強して自分を磨いてもっと輝きたいと思うときに黄色のバラを飾ってみましょう。

　また、新しい知識を得て人に教えたいと思っているときにも、身近に飾ると力を発揮します。

● 子どもの勉強部屋へ飾りましょう

　生活に活かすとよいのは、子どもの勉強部屋です。学校の勉強に集中してほしいときに飾ると効果的です。ただし、楽しい気分だけが先行して遊びに意識が向いてしまったり、気分の高まりから落ち着きをなくしてしまったりしないように、1部屋に1〜2本程度と、飾る本数には気を配りましょう。

気づきのレッスン Memo

　この花を見て感じたこと・気づいたこと、花を見て思う自分自身について、また、この花をどのように活かしたいか等々、気づいたことを書き留めておきましょう。

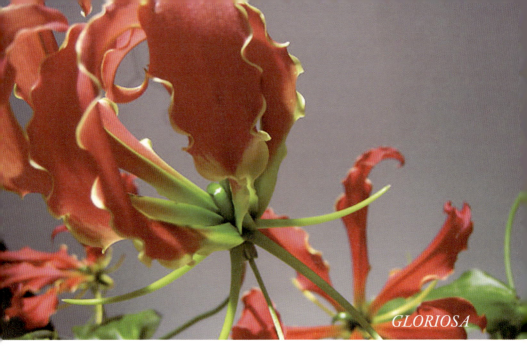

GLORIOSA

グロリオサ(赤)

グロリオサはエネルギッシュで元気になれる花。優しさや癒しよりも勇気や強さを感じたいときに飾ると効果的です。

花セラピー言葉	迫る、伸びる、広がる
原産国	アフリカ、熱帯アジア
代表的な国内生産地	高知県

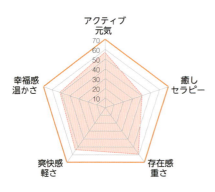

✿この花が気になるのは…
心の内にある激しい怒りを解消したいとき

✿こんな人にプレゼントしよう！
自分の実現したいことへ強い意志を持っている人へ

✿こんなときにはこの花を飾ろう！
怒りの中から前向きさを感じたいとき

グロリオサの花セラピー

✿花心理グラフによる花の分析結果

　この花は調査の結果、「存在感・重さ」と「アクティブ・元気」が高いということがわかりました。この花を「伸びる」「迫る」「動的」「広がる」という言葉で表現する人が多くいました。自分の存在感をアピールしながら、軽快に動きまわるパワーを感じさせる花という特長があります。「重厚感」と真逆の「軽快さ」を感じる人も多かったことから、強いインパクトを感じさせながらも、明るく爽やかな印象を与える花でもあるというユニークな一面があります。

✿この花によって得られる心の成長

●自分を貫き通す強い気持ちを持てる

　この花が気になるのは、誰が何と言おうと貫き通したい強い気持ちがあるとき、一途な想いがあるとき、こだわりを貫きたいときです。また、心の内で怒りを感じているときにも気になります。

　自分を通す強い心とは、自分や他人に対して厳しい言動になってしまうことでもあり、これが怒りの感情となってしまう場合があります。私たちは、日常で怒りの感情を抑えて生活することが多いですが、怒りとは、時にポジティブなパワーを発揮させる感情でもあることにも目を向ける必要があります。

●怒りのパワーをポジティブな気持ちに変える

　物事が思い通りに進まずイライラしてしまうときは「もっと頑張れるはず」、自分をわかってもらえずに憤りを覚えるときは「相手に協力してほしい気持ちがある」など、怒りの奥には自分や相手にとってプラスになりうる真意が隠れている場合が多いのです。せっかくの心のパワーを単に怒って終わってしまっては、本当の人間関係は構築できません。

　グロリオサの花から怒りの奥にある前向きな気持ちに気づけるようになると、人としての器が大きくなり、新たにステージアップできる大きな変化のきっかけとなるでしょう。

グロリオサの活かし方

花の特徴

　グロリオサは、おしべが花びらの外側に飛び出ており、葉先は蔓のように細くなって他の葉と絡まり合うユニークな形をしています。赤の色と個性的な形状から「一目見ただけで印象に残る花」として親しまれている花です。扱いにくいようにみえますが、細い茎は柔軟性があり、折れることも少ないため、意外にアレンジがしやすい花です。

　この花は、アレンジメントのメインとして他の花と合わせて飾ると豪華さを表現できます。作品に動きや広がりを感じさせたいときに加えるとよいでしょう。大きさと勢いも表現できる花なので、グロリオサだけでも爽やかでインパクトある雰囲気が演出できます。

相性のよい花材

ピンクのスプレーバラ

ピンクは優しさや思いやりを感じさせる色です。自分のこだわりを大切にしながらも、周りへの優しさを忘れないように、赤いグロリオサの花にピンクのスプレーバラを添えてみましょう。

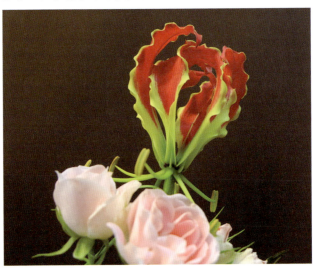

❋飾り方
● 力強い影響力を発揮したいとき

　燃え上がるような炎を思わせる形をしている花です。癒しや優しさよりも、激しさや勇気、強さを感じたいときに飾るとよいでしょう。

　この花を活かすと効果的なのは、自分のパワーをアピールして目立ちたいとき、さまざまなところに自分の影響力を広めていきたいときです。また、チームで士気を高めたい場所や盛り上げたいイベントにこの花を飾ると効果を発揮します。ただし、赤い花は神経が興奮状態になってしまうことがあるので、自宅の寝室以外の部屋に飾るようにしましょう。

❋贈り方
● 強い意志を持つ人にメッセージを添えて

　この花が心に響く人は、自分のこだわりを広げようとパワフルに活動している人。どんな人と交わっても自分の軸がぶれない意志が強い人、自分の想いを貫き大成してほしい人にメッセージを添えて贈ると、とても喜ばれます。常に何かに挑戦しようとしている勇気ある人にも響く花です。

気づきのレッスン Memo

　この花を見て感じたこと・気づいたこと、花を見て思う自分自身について、また、この花をどのように活かしたいか等々、気づいたことを書き留めておきましょう。

② 癒される花セラピー
和み・安らぎ・心地よくなれる花々

　癒される花セラピーは「緩む」、「和む」、「手放す」がキーワード。心が和らぎ、身体が緩んで心地よい状態になれる花々です。
　ここでは、「癒される花セラピー」で人間関係がよくなったKさんのストーリーをご紹介しましょう。

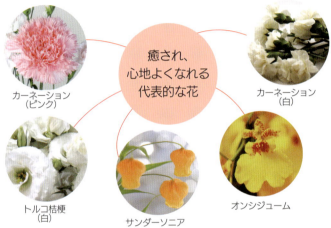

花セラピーストーリー Vol.2　苦手な上司との人間関係が変化したKさんのお話

　IT企業で中間管理職として働くKさん（40代、女性）は、直属の上司であるT部長（50代、男性）との人間関係に悩んでいました。同じ部署になって3年、仕事への価値観が合わず、日々の会話もうまく噛み合わず、胸の辺りに何かがつまったような苦しさを抱えながら仕事をしていました。そんなある日のこと、友人に誘われて花セラピーレッスンに参加しました。
　花セラピストの「今の気持ちをじっくり感じながら、ご自分のペースでお花を選んでくださいね」の言葉に、迷いながらも明るいオレン

ジのサンダーソニアを1本手にとり、3本に切り分け比較的短く器に挿しました。そのとき、花が茎に2輪ずつになるように1本の花を切り分けました。

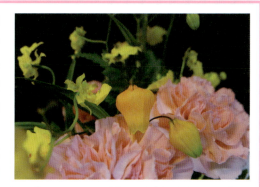

次に、Kさんが手にしたのは明るい雰囲気があるオンシジューム。オレンジのサンダーソニアの周りに添うように丁寧に生けていました。最後に手にしたのはピンクの輪咲のカーネーション。作品の下の方に、他の花の足元を隠すように挿しました。

作品作りの後は、花セラピストから作品への印象や花の持つメッセージを伝えます。

「作品のあちこちに2輪ずつ花を生けているのは、今、人間関係がテーマとなっていることを意味します。また、周りのオンシジュームには、その人間関係から感性が磨かれ、新しい才能を開花したいという希望が見てとれます。作品の下方は現実という意味があり、ここに癒しを意味するカーネーションを挿しているので、今は少し疲れてしまって、その人と距離をとりたいと思っているのではないでしょうか」

Kさんは自分の気持ちが花作品に表れていることにとても驚き、「花が今の自分を受けとめてくれた」と感じました。そして、苦手なT部長との人間関係も、「自分にとってステージアップする機会なのでは」と思えてきたのです。

「T部長と話すときに緊張してしまうのは、自分を認めてもらいたいと過度に思っていたからだと気づきました」

人間関係に新しい視点が生まれ、素晴らしい気づきを得たようです。

「明日から今までとは少し違った自分で生きていけるような気がします」と笑顔が輝くKさんに花たちが優しく笑いかけているように見えました。

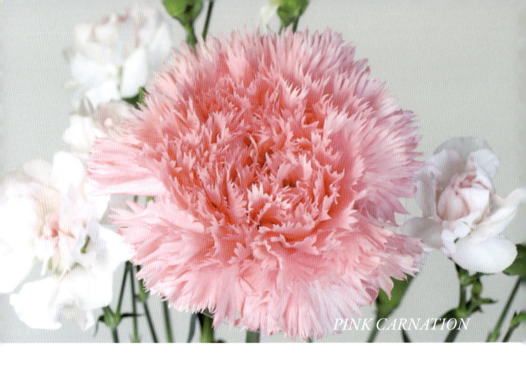

PINK CARNATION

カーネーション(ピンク)

ピンクのカーネーションは落ち込んだ気分を優しく受け止めてくれる、心に深い癒しが広がる花。花の優しいメッセージを感じとりましょう。

花セラピー言葉	穏やか　女性的　癒し
原産国	南ヨーロッパ、地中海沿岸
代表的な国内生産地	長野県　北海道

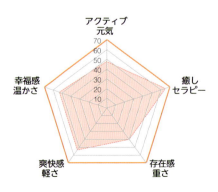

❋この花が気になるのは…
自分に自信がなく、癒されたいとき

❋こんな人にプレゼントしよう！
優しくて、穏やかな母親的存在の人へ

❋こんなときにはこの花を飾ろう！
仕事でミスをしてしまったとき

ピンクのカーネーションの花セラピー

❋花心理グラフによる花の分析結果

　花心理グラフでは、「癒し・セラピー」の軸が高い数値を示しています。次いで、「幸福感・温かさ」「爽快感・軽さ」を感じる人も多いという結果となりました。

　ピンクのカーネーションには、穏やかさや女性的な優しさを感じる人が多くいました。落ち込んだ気分を優しく受け入れてくれる効果が感じられ、"癒し効果No.1"の花といってもいいでしょう。

❋この花によって得られる心の成長

●自分の力で自分の心を癒す

　この花から感じてほしい「癒し」とは、他から与えられるものではなく、「自分の内側から湧き上がってくる自助力」のことです。花セラピーでは、本当の心の癒しとは、他からのアドバイスによって元気づけられることではなく、自分で自分の心を支えることと考えます。

　この花から「言葉を発しない優しさ」を感じ、落ち着いて自分の心の穏やかさを取り戻し、心に潤いが湧きあがる感覚を感じてみましょう。

●自己肯定感を感じられるようになる

　ピンクのカーネーションは、自分の短所にばかり目が向いてしまい自己肯定感が感じられないときに、身近に飾ることをお勧めします。例えば、日常生活の中で、子どもに厳しい言葉を浴びせてしまい「自分はダメな母親だ」と感じてしまったことや、仕事で手痛いミスをして「私なんか役に立たない」と思ってしまったことはありませんか。そんなときにこの花を飾ると、「人間だから失敗することだってある」と自分で自分を許せるような優しい気持ちが湧きあがってきます。

　また、ピンク色は「少女」を象徴するため、この花からは若々しさを感じることができます。若い頃の純粋な気持ちを思い出し、素直な気持ちでもう一度前を見ようと思うときにも身近に飾るといいでしょう。

ピンクのカーネーションの活かし方

✽花の特徴

　カーネーションは、花弁のラインがフリルのようにとても柔らかく、茎や葉にもしなやかさを感じる人が多いです。輪咲（花が1輪で咲くもの）とスプレー（茎が枝分かれして花が数輪咲くもの）とがあり、スプレータイプの花に、より癒しを感じます。癒し効果を活かしながらも力を感じたいときには輪咲、癒し効果をより表現したいときはスプレータイプと、それぞれのシーンに合った花を選びます。

　ピンクの色が花弁の柔らかさをさらに引き立て、優しく、明るい雰囲気が表現できる花なので、プレゼントの花束やアレンジメントにも多く使われます。比較的長持ちする花なので、ご家庭で気軽に飾れる花として楽しむには最適でしょう。

相性のよい花材

明るいグリーンの葉

ピンクと補色関係のグリーンは心の無意識に癒しを与えます。ピンクと明るいグリーンの組み合わせで、意識と無意識、心の全体に癒しを感じましょう。

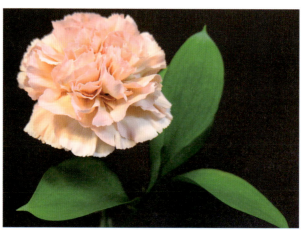

❋飾り方
● 自分が心からくつろげる場所に

　この花を飾りたくなるときは、心の支えがほしいときです。自分に自信がなく、先が見えなくなってしまっているときにも、この花が視界に飛び込んできます。自分の部屋など心からくつろげる場所にピンクのカーネーションを飾ってください。輪咲を1本飾ってもその花から優しいメッセージを感じとることができ、明るいグリーンの葉と一緒にスプレータイプを飾ることで、心に穏やかさが広がります。白やパステルカラーなどソフトな色合いの花瓶に飾ると、より効果を発揮します。

❋贈り方

　この花をプレゼントして喜ばれるのは、他人のために献身的に尽くしている立場の人です。人のお世話をする介護士や看護師、保育士の方や小さな子どものいるお母さん。母性や優しさに満ちあふれている人に、「いつも優しさをありがとう。時にはあなた自身も癒してあげてくださいね」というメッセージとともに贈りましょう。

気づきのレッスン Memo

　この花を見て感じたこと・気づいたこと、花を見て思う自分自身について、また、この花をどのように活かしたいか等々、気づいたことを書き留めておきましょう。

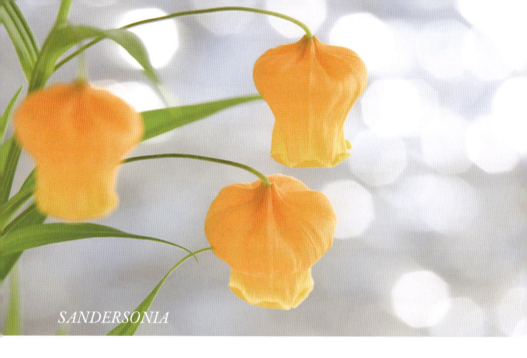

SANDERSONIA

サンダーソニア

サンダーソニアは可愛く親しみやすい、心のワクワク感が膨らむ花。自分らしく自由な心で外に向かってはばたいてみましょう。

花セラピー言葉	個性的　かわいらしい　ワクワクする
原産国	南アフリカ
代表的な国内生産地	千葉県

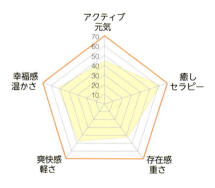

❋この花が気になるのは…
ユニークで自由な発想を楽しみたいとき

❋こんな人にプレゼントしよう！
好奇心旺盛で自由を求める人へ

❋こんなときにはこの花を飾ろう！
自由なアイデアを広げたいとき

サンダーソニアの花セラピー

❈花心理グラフによる花の分析結果

　花心理グラフから、「幸福感・温かさ」と「癒し・セラピー」が高いということがわかります。これは、高ぶった神経が鎮静されて癒されるというより、穏やかで包み込まれるような温かさにより癒されるということを意味しています。

　サンダーソニアは、明るいオレンジ色で花弁が丸く、ツボをひっくり返したようなかわいらしい花を数輪咲かせる花です。「花なのに花以外のものをイメージさせる花」として印象に残る個性的な花で、「かわいらしい」「親しみやすい」という印象を持つ人が多くいました。

❈この花によって得られる心の成長

●古い価値観を手放し、自由になれる

　明るいオレンジは、身体的には小腸を保護する色といわれています。ドキドキするとお腹の辺りに緊張を感じる人が多くいますが、この花の明るいオレンジは心と身体の緊張をほぐし、明るさやワクワク感を誘います。緊張の解放から自分に自信が芽生え、独自の世界観や、自分らしく外にパワーを向けたい気分になってくる効果も感じられます。

　この花は丸くてユニークな形をしているため、温かさや癒しを感じ、素直でのびのびとした自分らしい感性が自由に開かれていくでしょう。

●新しく自由な考え方ではばたける

　人の心が成長するときとは、新しい学びや価値観を受け入れ、自分や周りに活かそうとするときです。人が変化するときには、これまでの古い考え方やこだわりを手放す必要があり、学びの努力と同時にこれまでの経験値を手放す寛大さがないと、なかなか思うような変化は起きないものです。

　サンダーソニアから、凝り固まった古い価値観や硬い考え方をほどよく緩める柔軟性と、新しく自由な考え方を持ってもよいという自分自身への許しを感じてみてください。

サンダーソニアの活かし方

❋花の特徴

　サンダーソニアをアレンジメントの中心に高く生けても、この花を2、3本に切り分けて丸い花の部分を作品の全体に広げるように挿しても、その効果を表現できるでしょう。

　より柔らかさや穏やかさを演出したいときはピンク系、明るさや元気さを出したいときには黄色系の花と合わせると、この花の活用範囲が広がります。

❋飾り方

● 仲間とのコミュニケーションを楽しみたいとき

　サンダーソニアの明るくてユニークな雰囲気からワクワク感や活発なパワーが場に伝わります。世間の常識やルールに沿うことはとても大切ですが、たまにはかたいことは抜きにして仲間で盛り上がりたいときもあると思います。そんな場の演出がしたいときには、サンダーソニアの花のパワーが効果を発揮します。

　この花は、種から芽を出し花が咲き、花屋さんの店頭に並ぶまでどれくらいの期間を要すると思いますか。その答えは、1,095日です。なんと、約3年の年月を経てこの花は育つのです。なぜなら、この花は種から球根に育ててから植えられるからです。以前は輸入ものの球根を植えることが多かったのですが、今では花農家さんの長年の努力により国内で種から球根を育て、これを植える技術が開発されました。

　花屋さんでサンダーソニアを見かけたらこの花のかわいらしさとともに、育ってきた年月にも想いを馳せて花のパワーを感じてみてください。

相性のよい花材

ピンクのスイートピー
癒しや温かさを感じるピンクのスイートピーを一緒に飾りましょう。
この花がサンダーソニアの柔らかさに同調し、さらに心に安心感と自由が広がるでしょう。

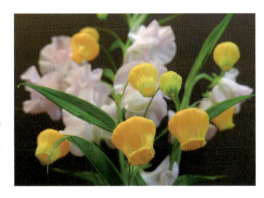

❈贈り方

　この花は個性的で好奇心が旺盛な人にプレゼントすると喜ばれます。常に新しい情報をキャッチして新しい世界を自由に楽しんでいきたい人の心に響きます。ただし、一人で冷静に考え事をしたいときに多量に飾ってしまうと、落ち着かなくなってしまう場合があるので、TPOや、一緒に飾る花に気を配って楽しむようにしましょう。

気づきのレッスン Memo

　この花を見て感じたこと・気づいたこと、花を見て思う自分自身について、また、この花をどのように活かしたいか等々、気づいたことを書き留めておきましょう。

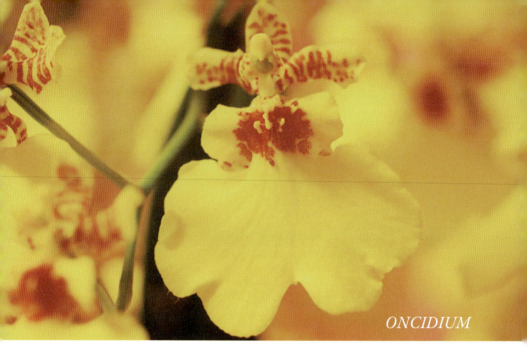

ONCIDIUM

オンシジューム

オンシジュームは躍動感にあふれ、前向きになれる花。華やかに輝く印象があるため、身近に飾ると心がはずみます。

花セラピー言葉	自由　楽しい　踊り子
原産国	中南米
代表的な国内生産地	静岡県　福岡県

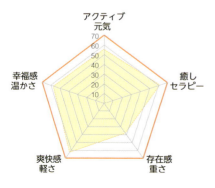

❋この花が気になるのは…
流れに身を任せて楽になりたいとき

❋こんな人にプレゼントしよう！
自分の個性を発揮して、楽しんでいる人へ

❋こんなときにはこの花を飾ろう！
流れに身を任せたいとき

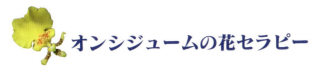
オンシジュームの花セラピー

❋ 花心理グラフによる花の分析結果

花心理グラフからは、「癒し・セラピー」と「爽快感・軽さ」「アクティブ・元気」が高いことがわかります。心を軽く解放するとともに、人の心を優しく癒し、元気づける効果がある花といえるでしょう。

この花からは、「自由」「楽しい」「踊り子」「ダンス」という言葉を連想する人が多くいました。隠しごとなく率直な想いを誰かに伝えたいときに身近に飾ったり、また想いを伝えるプレゼントにも活用するとよいでしょう。

❋ この花によって得られる心の成長

● ケセラセラ、なるようになると感じられる

私たち人間は、まだ起きてもいない不安にとらわれて、不要なことを頭に浮かべ自分で自分を苦しめてしまうことがあります。こんなとき、踊り子やダンスを思わせるこの花が、すべてを忘れて自由な解放感への気づきを促します。この花の躍動感から自分の自由な感性が内側から無限に溢れ出る喜びを感じてみましょう。芸術の世界における踊りとは、美とともに心の内面の感情を表現するものです。宗教的な儀式としての踊りも天への感謝という想いを表現するものです。躍るようなこの花を感じることで、あれこれ考えすぎて身動きが取れなくなっている状態から頭を空っぽにして自由になれる心の喜びが生まれます。

● 力を抜いて、自分に起きるできごとに身を任せてみる

また、どんなに努力しても1人で状況を変えることができず、思い通りに進まないストレスを感じてしまうときにも、この花から気づきを得ることができます。オンシジュームの自由に踊る様子から、"今は力を抜いて起きることに身を任せよう"というメッセージを感じてみましょう。人の隠れた才能とは、実はこのような心の余裕から開花されるものなのです。

オンシジュームの活かし方

❋花の特徴

比較的寒さに強い花なので、年間通して花屋さんでよく見かけます。

花の色は黄色で赤い模様があり、花弁は踊り子がドレスを着て踊っているような形です。花弁だけを見るととても個性的ですが、その1枚1枚は小さく、茎は細くて柔らかいため、目立つ色や形をしているわりには他のさまざまな花との相性がいいのでアレンジしやすい花です。

見た目のインパクトとは逆に、茎が細く花弁がとれやすいので丁寧に扱う必要があります。ただし、花がとれてしまっても捨てないでください。ガラスの器に水を入れ、花弁を1枚だけ浮かべて窓辺や食卓などお部屋のちょっとしたスペースに飾ってもおしゃれです。

相性のよい花材

デンファレ（紫）

紫のデンファレは心のバランスを整えてくれる花です。
自由で無限に広がる感性豊かな状態をバランスよくコントロールする効果を発揮してくれます。

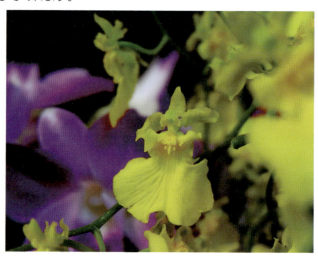

❋飾り方
● 芸術にふれて感性を磨きたいとき

　インパクトある色合いと花弁の柔らかなラインから、繊細さと大胆さを感じさせる花です。一輪挿しに飾っても綺麗ですし、花束やアレンジメントに優しい明るさをプラスしたいときに加えることができる便利な花です。

　身近に飾る場合は、リビングや玄関など外出する前に目に入る場所に飾ると効果を発揮します。映画やコンサートを楽しむ前や絵画や音楽など芸術的な才能を発揮したいときにこの花を飾って楽しんでみましょう。

❋贈り方

　この花は、花弁が茎から放射状に広がって複数の花が咲いていることから、自分の才能を開花させる芸術家タイプの人やダイナミックな行動力のある人に喜ばれます。また、周りの目を気にして萎縮してしまっている人に贈ると、気持ちが解放されて元気や癒しを与えることができます。

　ただし、あまりにも心を閉ざしてしまっている人には刺激の強い花となってしまうため、注意が必要でしょう。

気づきのレッスン Memo

　この花を見て感じたこと・気づいたこと、花を見て思う自分自身について、また、この花をどのように活かしたいか等々、気づいたことを書き留めておきましょう。

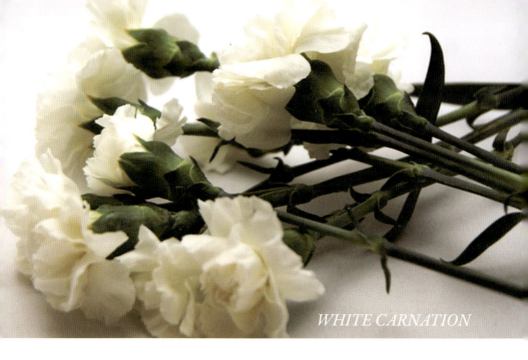

WHITE CARNATION

カーネーション（白）

白いカーネーションは気持ちをリセットできる花。過去の出来事を清算したいときに飾り、初心を思い出せる花。

花セラピー言葉	清楚　初心　無常観
原産国	南ヨーロッパ、地中海沿岸
代表的な国内生産地	長野県　北海道

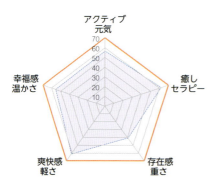

❋この花が気になるのは…
過去の出来事を清算したいとき

❋こんな人にプレゼントしよう！
未来に向かって、生まれ変わってほしい人へ

❋こんなときにはこの花を飾ろう！
過去を清算して新しい扉を開きたいとき

白いカーネーションの花セラピー

✿花心理グラフによる花の分析結果 ── 気持ちをリセットできる花

調査の結果、この花には、優しいしなやかさや、爽やかさ、清々しさを感じる人が多いということがわかりました。花心理グラフによると「癒し・セラピー」と「爽快感・軽さ」が高いということがわかります。

白いカーネーションは、優しくて柔らかく、同時に爽やかさやスッキリ感を感じさせる花です。ただし、白い花のイメージから、「寂しさ」や「無常観」を感じる人も多くいたことも忘れずに、他の花と組み合わせて活用する花として覚えておきましょう。

✿この花によって得られる心の成長

●過去からの感情を手放す

この花が気になるときは、過去からの苦しみを解消したいときです。心に抱えている葛藤を処理したいときや、もつれてしまった人間関係に区切りをつけて新しいスタートを切りたいときにも視界に飛び込んでくるでしょう。過去の辛い体験は早く忘れたいものですが、自分にとって必要な気づきを得るために起きた出来事だとしたら、なかなか気持ちを切りかえることができない場合があります。

白のカーネーションから、ネガティブな感情を包み込むように解消できるという心の浄化作用を感じてみましょう。心の底にこびりついたネガティブな感情を、無理矢理取り除くのではなく、ゆっくりと優しく包み込むように解消できる自分の心の力に気づくことで、心の中に希望の光が生まれます。

●そして新しいステージへ

東日本大震災から約半年間に行われた花セラピー体験会では、多くの人がこの花をたくさん生けていたことが印象深く記憶に残っています。あの体験を忘れたい、リセットして新しい行動に踏み出したい気持ちが、生けられた花作品に如実に表れていることに驚き、心の浄化作用とこの花とが共鳴することをあらためて実感しました。

白いカーネーションの活かし方

❋花の特徴

　白のカーネーションは、この花単体でプレゼントするには適さない場合が多いです。新しい生活をスタートさせるブライダルのシーンのみ適しています。

　しかし、いくら気持ちをリセットしてほしいとの想いがあっても、長期入院している人や休職中の人など、新しい方向性が見いだせない状況に陥っている人にこの花だけが視覚に入ってしまうと、寂しさだけが湧きあがってしまうかもしれません。

　この花には、パステルピンク、パステルイエローなど、柔らかで明るめの花と組み合わせることで、この花本来の素晴らしい癒し効果が伝わります。

相性のよい花材

赤い千日紅

赤い千日紅は心に勇気と力を与えます。
白いカーネーションの静かな心の成長を見守るように2、3本添えて飾りましょう。

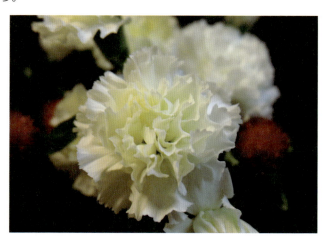

※ 飾り方
- 清潔感を出したい場所へ飾りましょう

　この花は清潔感を演出したい場所に飾りましょう。場の雰囲気を演出するだけでなく、不要なものをきれいさっぱり流す場所という意味から、精神的にも自分の中に溜まっていた不要なものに別れを告げる効果も期待できるでしょう。

- ストレスを解消してすっきりしたいときに

　頑張って問題を乗り越えようとすることは素晴らしいことですが、時にあきらめられる気持ちになることも、心に癒しが生まれるよいきっかけになるものです。長い間苦しめられたことを終わりにして次に目を向けたいと思ったときに飾ると、無理なく自然に気持ちを整理することができます。抱えてきたネガティブな記憶を消したいときや、ストレスを解消してすっきりしたいときに、自分が落ち着ける場所に飾るといいでしょう。

　ただし、お別れした寂しさや空しさだけが増長しないように、白いカーネーションを単体で飾ることはやめ、赤い小花や優しいピンクなどパステル系の色の花と一緒に飾るように工夫しましょう。

気づきのレッスン Memo

　この花を見て感じたこと・気づいたこと、花を見て思う自分自身について、また、この花をどのように活かしたいか等々、気づいたことを書き留めておきましょう。

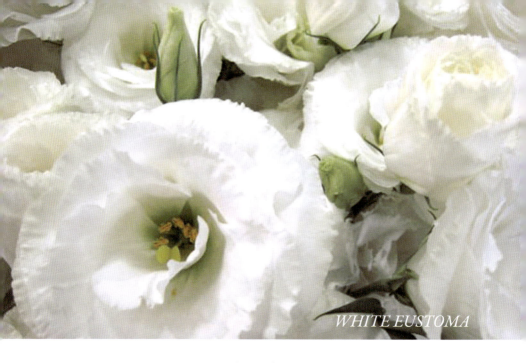

WHITE EUSTOMA

トルコ桔梗(白)

白いトルコ桔梗は、コツコツと堅実に物事に向き合いたいときに飾る花。信頼感を高める花でもあります。

花セラピー言葉	さわやか　信頼　真面目　質素
原産国	アメリカ・テキサス州
代表的な国内生産地	青森県　秋田県　山形県　高知県

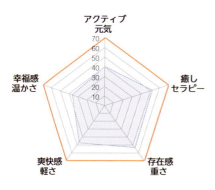

❋この花が気になるのは…
堅実に物事に向き合いたいとき

❋こんな人にプレゼントしよう！
信頼性を大切にする仕事に就いている人へ

❋こんなときにはこの花を飾ろう！
必要なものは自ずとやってくると感じたいとき

白いトルコ桔梗の花セラピー

❋花心理グラフによる花の分析結果

花心理グラフによると、「癒し・セラピー」が高いと同時に「存在感・重さ」も感じさせる花ということがわかりました。このグラフの形は、他の「癒し・セラピー」の花には見られない白いトルコ桔梗独自の特長で、安らぎを与えるような癒しと同時に、地に足がつくようなしっかりとした安定感や強さをも感じられるという効果があるということになります。

この花から、「さわやか」「癒される」「清楚」「信頼」という言葉を思い浮かべる人が多くいました。

❋この花によって得られる心の成長

● 冷静な判断をして計画的に物事を進める

白いトルコ桔梗が気になるときは、物事の要・不要の冷静な判断がしたいとき、たくさんの選択肢から1つのことを選べるようスクリーニングがしたいときです。冷静さを取り戻したい、計画的に物事を進めたいときにもこの花が視界に飛び込んでくるでしょう。

● 不要なものを手放し、必要なものを引き寄せる

このように考えると、この花と「断捨離」の意味がリンクするように思えてきます。断捨離とは、「入ってくる不要なものを断つ」「身の周りのいらないものを捨てる」「ものへの執着から離れる」ことの意味があります。これは単に身近なものを手放すだけではなく、心のストレスを手放すことや人間関係を見直すという心理的なことにも関連していると考えられます。実際に、家の中を整理することでその人の行動や人生までもが変わる事実があることも、今や広く知られている価値観となってきていますね。

この花から「安心して不要なものを手放す」こと、何よりも「必要なものを引き寄せることができる自分への信頼」に気づき、心の断捨離を行ってみましょう。

白いトルコ桔梗の活かし方

✻花の特徴

　白いトルコ桔梗は、花の形は優しく包み込むようなイメージがありますが、茎が真っ直ぐなことからシャープで力強い印象もある花です。大きさや形によってはメインの花にもなり、また何にでも合う白い色から、他の花を引きたてる補助的な役割を担うこともできる花です。

　とても便利で使い勝手のよい花ですが、他の花とのバランスや飾る目的を明確にして使わないと、個性がなくメッセージも感じられない花作品になってしまう場合があるので気をつけましょう。また、他の花と比べて花が茎からポロリと落ちやすいため、病気のお見舞いに使いたい場合は挿す長さや生け方に注意が必要となります。

相性のよい花材

黄色のカーネーション

花弁が柔らかなラインを描くカーネーションで癒しを感じ、黄色で活気や明るさを感じて楽しく変化できるように飾ってみましょう。

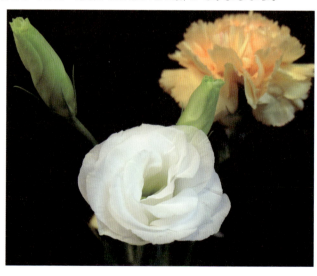

❈飾り方
● 冷静さを持ちたいときに身近に飾りましょう

　トルコ桔梗は、品種改良が進み、さまざまな色や形が生産されるようになりました。バラの花に並ぶほど豪華な雰囲気を思わせる種類もあり、自宅用からプレゼント、ブライダルから仏花まで広く活用されています。

　冷静で的確な判断力を持ちたいときや、状況を分析・整理して合理的に物事を進めたいときに身近に飾るといいでしょう。

❈贈り方
● 開店、開業祝いの場に贈りましょう

　プレゼントして喜ばれるのは、社会的な信頼が必要な職業の人です。現実的な信頼を堅実に積みあげてゆくことが実を結ぶ職業の人（教育、医療、経営、法律など）の新しいスタートのときに、この花のメッセージとともに贈ると心に響きます。ただし、この花に「寂しそう」という印象を持つ人も多く見受けられましたので、黄色やオレンジ、赤などの明るく元気な意味合いの花々と一緒に贈ることをお勧めします。

気づきのレッスン Memo

　この花を見て感じたこと・気づいたこと、花を見て思う自分自身について、また、この花をどのように活かしたいか等々、気づいたことを書き留めておきましょう。

③ 力が湧きあがる花セラピー
自信・力強さを感じられる花々

　力が湧きあがる花セラピーでは、勇気や強さを感じることができる花、「存在感」「重さ」にウエイトのある花のパワーを紹介します。存在感・重さの花とは、心の中に自信や力強さを感じることができる花です。

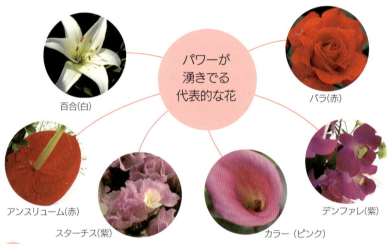

パワーが湧きでる代表的な花

百合(白)　バラ(赤)　アンスリューム(赤)　スターチス(紫)　カラー(ピンク)　デンファレ(紫)

花セラピーストーリー Vol.3　白い百合のパワーで結婚へ。Y美さんのお話

　「仕事帰りに花屋さんに寄って、気になる花を1、2本買って帰ることが楽しみになりつつあります」。
　Y美さん（30代 女性）は、花の持つ不思議な力に大きな可能性を感じながら花セラピスト2級コースを受講していました。
　コースの最終日、「実は彼のご両親から、一度、会いたいと言われたんです」とY美さん。おつき合いして4年になる彼とは時々将来の話などもしていたので、いよいよ？と期待と不安に胸を膨らませている様子でした。2週間後、彼女から「白い百合の花からパワーをいただきました」とのメールが届きました。

先生、先日はありがとうございました！

------ 中略 ------

彼のご両親との食事会でお花のパワーをいただきました。
初対面の彼のご両親とのお食事はとても緊張しました〜
美味しいはずのお料理の味もよくわからなかったです。（笑）
　食事中は「失礼のないように！ 印象よくしなくては！」と心の中で何度も自分に言い聞かせ、自然な笑顔を絶やさずになんとか過ごせたと思います。
　そろそろ帰る時間となり、お店を出ようとしたときです。お店の玄関にあった白い百合が、突然、目に飛び込んできて、白い百合のキーワード「完璧主義」という言葉が浮かんできました。私はその場に立ちつくし、気がついたら涙が溢れてきました。
　彼と彼のご両親はとても驚き「Y美さん、どうしたの？」と一瞬おろおろしていましたが、私は正直に自分の気持ちを伝えることにしました。
　「今日は、しっかりとした女性に思われたくて頑張っていたんです。でも、この百合を見て、本来の自分を思い出しました。私、本当はそれほどきちんとしていないんです…」と。
　すると、彼のお母様が「いいのよ、Y美さん。私も気さくな方が好きだし、いつもきちんとしてたら疲れちゃうわよね！」と笑顔でフォローしてくださいました。
　お母様との心の壁が一気に取り払われた気がしました。きっと、白い百合が緊張していた私の心を受けとめて、「完璧にしなくてもいい」と気

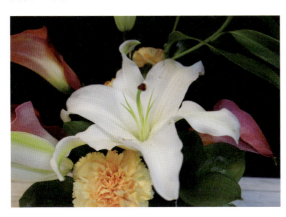

づかせてくれたのです。この日から彼と、結婚式の話など将来についてより具体的に話す機会が増えてきました。結婚式で彼の両親へ贈る花束には絶対に白い百合を入れたいと思います！（Y美）

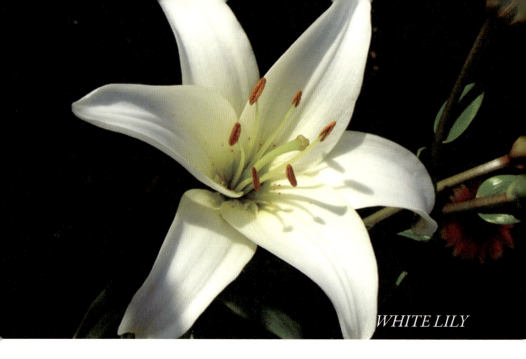

WHITE LILY

百合（白）

白い百合は、威厳と存在感を感じさせる力強い花。完璧主義にとらわれず、ありのままの自分に自信をもってリスタートしてみましょう。

花セラピー言葉	優雅　堂々としている　清らか
原産国	日本
代表的な国内生産地	新潟県　埼玉県　高知県

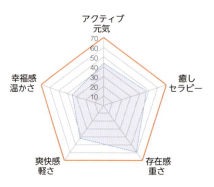

❋この花が気になるのは…
完璧主義にとらわれて疲れてしまっているとき

❋こんな人にプレゼントしよう！
堂々とした雰囲気を大切にしてほしい人へ

❋こんなときにはこの花を飾ろう！
肩の力を抜いて優雅に過ごしたいとき

白い百合の花セラピー

❀花心理グラフによる花の分析結果

　白い百合からは、一見、爽快感・軽さが感じられそうですが、花心理グラフを見ると存在感・重さに数値が伸びていることがわかります。

　この花からは、「清らか」「清楚」「優雅」という印象を持つ人が多くいました。また、「堂々としている」「太陽のように明るい」「ゴージャス」という感想も多くありました。白色のさわやかさ以上に、形の大きさとみるみる花が咲く力強さから、威厳や重みを感じさせる花として愛されています。

❀この花によって得られる心の成長

●完璧主義に気づく

　この花が気になるとき、完璧主義にとらわれていないか、自分を振り返る心の余裕を取り戻すことが必要です。

　ガーベラやカーネーションなど多くの切り花は、花弁が1枚ぐらい取れたとしてもそれなりに見栄えはするものですが、百合は、花弁が1枚取れただけで一気に見栄えが悪くなってしまいます。これは、堂々と力強く振るまう反面、一気に崩れやすい性格の人の一面と共鳴しているのです。

●自分に自信が持てるように

　完璧主義の人とは、100点満点中75点もとれているのに、できない25点を見てしまい、頑張りすぎてしまう傾向があります。完璧にやろうとするあまり、できている75点の自分を認めることができず、できない部分を気にしてしまうのです。また、何かに対して「失敗してはならない」という思いにとらわれているときにも、この花が視界に飛び込んできます。

　この花の力強い雰囲気から、切羽詰まった緊張感だけでなく、力の抜けた優雅さや上品さを感じて、今のままの自分自身にもっと自信を持つことが大切です。この花から、「頑張らずとも、あなたのその存在だけで誰かの役に立っている」というメッセージを心に受けとめてみましょう。

白い百合の活かし方

❋花の特徴

　百合は、蕾からイキイキと花が咲くまでの様子を存分に楽しめる花です。花屋さんでは蕾のまま売られていることが多いですが、生けると1〜2日で大きく花を咲かせます。白をはじめ、ピンクや黄色、オレンジなど数種類ありますが、どの色の花も上品さや優雅さを感じさせます。

　とても大きく咲く花なので、花作品のメインとなる花材として覚えておきましょう。花の蕾が開くと作品全体の雰囲気を大きく変えてしまうくらいの勢いがあるため、咲いたときのことを想定して生けるとバランスのよい作品に仕上がります。

　作品のスケールの大きさやゴージャス感を演出したいときに、百合を使うととても効果的です。大胆な花束を作りたいときにも、白い百合を入れると華やかさが増します。

相性のよい花材

オンシジューム

黄色で華やか、動きがあるオンシジュームは遊び心を引き出します。一緒に生けることで、真面目さと楽しさとのバランスがとれてくるでしょう。

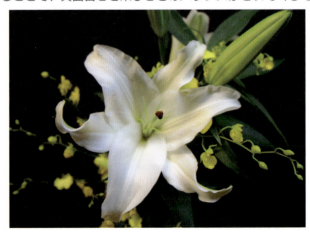

❋飾り方

　白い百合の花は、凛とした気持ちや自分のなかに筋の通る「軸」を見いだしたいときに飾ってみましょう。周りに惑わされることなく、自分の意見を通したいときに飾ると効果を発揮します。

　ある登校拒否の子どもがいる家庭で、お母さんが子どもに「学校に行きなさい」と口うるさく言うのをやめ、「以前のように、楽しく学校に行ってほしい…」という想いを込めて白い百合の花を生け続けたところ、蕾が少し開いた日、「僕、明日から学校に行くよ」と翌日から元気に登校するようになりました。白い色は「再生」や「リスタート」という意味があるため、新しいことに自分らしく再チャレンジしたいとき、白い百合の花が心を励ましてくれる効果があります。

❋贈り方

　百合は、お祝いの花を贈るシーンになくてはならない花です。華やかで気品のある人や責任ある立場を全うして頑張ってほしい人へ、この花のメッセージとともに贈ると心に響きます。

気づきのレッスン Memo

　この花を見て感じたこと・気づいたこと、花を見て思う自分自身について、また、この花をどのように活かしたいか等々、気づいたことを書き留めておきましょう。

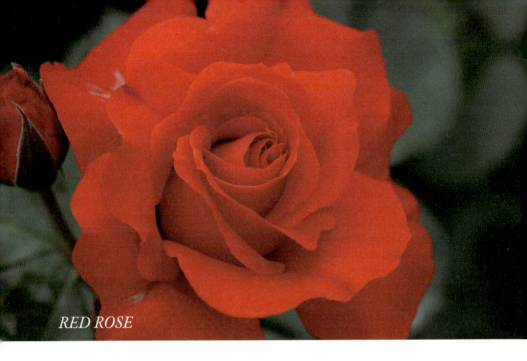

RED ROSE

バラ（赤）

赤いバラは前向きでパワーあふれる花、「考えるよりまず行動！」の力強さを持っています。夢に向かって突き進みたい人のエネルギーになってくれます。

花セラピー言葉	情熱的　強い　豪華　愛
原産国	北半球亜熱帯から熱帯
代表的な国内生産地	山形県　群馬県　佐賀県

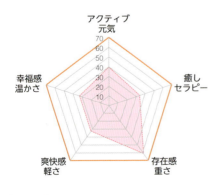

❋この花が気になるのは…
プレッシャーに勝つなど、パワーを掘り起こしたいとき

❋こんな人にプレゼントしよう！
情が熱く、リーダーとしていつも頑張っている人へ

❋こんなときにはこの花を飾ろう！
目の前に乗り越えたい壁があるとき

赤いバラの花セラピー

❊花心理グラフによる花の分析結果

花心理グラフでは、「存在感・重さ」の軸が飛び抜けて高いという特長的なグラフの形となりました。

この花には「情熱的」「強い」「豪華」「女王」「愛」という言葉をイメージする人が多くいました。赤は身体の中に脈々と流れる「血（血潮）」の色なので、生命力を無意識的に感じる人は多いです。

バラの花は3万〜20万種類あるともいわれ、正確な数は把握できていません。この花が、完全なる美しさであり、長きにわたって多くの人の心を魅了する花であり、「花の中の女王」と言われ続けるゆえんがここに感じられます。

❊この花によって得られる心の成長

● 揺るぎないパワーを自分の中に感じたいとき

この花のパワーとは、なりふりかまわず前に進もうとする、純粋な行動力を指します。赤いバラは、ダイレクトに身体にエネルギーを感じる花です。赤は血の色ということから、この花に純粋な生命力を感じる人は多いようです。

この花が気になるのは、揺るぎないパワーを自分の中に感じたいとき。また、0から1を生み出し新しい分野を開拓したい、自分の中に眠っているパワーを目覚めさせたいときにも視野に飛び込んできます。

● 夢に向かって進みたいときに力をくれる

時に「考えるよりまず行動！」が、功を奏する場合があります。先のことはわからなくてもまず進んでみることで何かが見えてくることがあるのです。それが次の一歩につながり、また新たな状況を創りだせるのは、揺るぎない生きる力を持っている人です。勇気をもって起業したいとき、周りに反対されても実現した夢に向かって進みたいときに、この花が力を与えてくれるでしょう。

赤いバラの活かし方

✻花の特徴

　バラの花は他と比較しても、花弁がとても多く幾重にも重なっていることから、色の持つ意味がより強く伝わります。作品作りの際に、赤いバラを最初に挿すのは、パワーがあるときです。逆に赤いバラの印象を強く感じてしまって、見たくない、触れたくないと感じてしまうときは、無理に選ばずに、癒しや浄化を感じるピンクや白の花を選んだほうがいいのです。

　赤いバラは目標を高く掲げて前に進める力が湧きあがる花ですが、焦って現実感が伴わないまま見切り発車してしまわないように、アレンジする際には注意が必要です。時には、周りに目を向けて信頼できる協力者と繋がることができる花を一緒に飾るなど工夫しましょう。

相性のよい花材

カスミソウ

カスミソウは、周囲に合わせて行動できる気配りや繊細さを感じさせてくれる花です。自分にとって大切な協力者とは誰かを観察できる視点を養います。

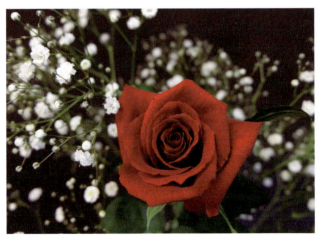

❀ **飾り方**

● 寝室は避けて玄関に飾りましょう

　人は赤を見ると交感神経を刺激するアドレナリンが分泌されて興奮状態になり、やる気のスイッチが入ります。しかし、同時に緊張感が高まってしまうため、身体を休めるお部屋や寝室に飾ることは避けましょう。

　この花は、自分の正論を通したい、自分の存在感を主張したい、身体そのものにエネルギーを取り入れたいときに、身近に飾ることをお勧めします。仕事で達成したい目標があるときに玄関に飾って、自分のパワーを感じながら出社するとよいでしょう。

❀ **贈り方**

　赤いバラは、濃密な人間関係を好む情に熱い人にメッセージとともに贈ると心に響きます。また、大勢の人の中で目立つ存在感のある人に似合う花です。グループのリーダーや、身体全体で達成感や充実感を感じて大きな成功を喜びたい人に贈ることをお勧めします。

気づきのレッスン Memo

　この花を見て感じたこと・気づいたこと、花を見て思う自分自身について、また、この花をどのように活かしたいか等々、気づいたことを書き留めておきましょう。

❸ 重さ

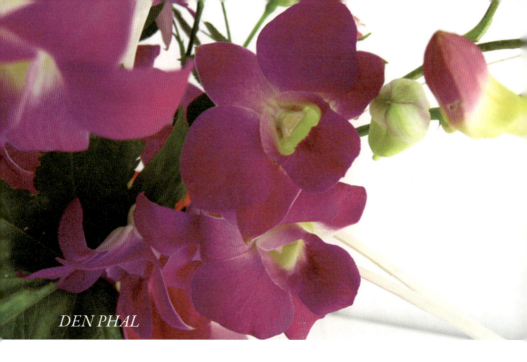

DEN PHAL

デンファレ（紫）

デンファレは葛藤を解消し、心のバランスを整える花。自分の意志を貫きつつ他人の考えも大事にしたいと思っているときに答えが見つかることも。

花セラピー言葉	力強さ　華やかさ　落ち着き　高貴
原産国	オーストラリア
代表的な国内生産地	沖縄県

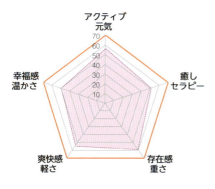

❀この花が気になるのは…
葛藤を解消して迷いの中から現実的な答えを見出したいとき

❀こんな人にプレゼントしよう！
人間関係のバランスを保ちたい人へ

❀こんなときにはこの花を飾ろう！
あれこれ考えても答えが出せないとき

デンファレの花セラピー

❋花心理グラフによる花の分析結果

　花心理グラフは5つの感情がほぼ同数で、バランスのよい五角形を描いており、心のバランスを整える花として活用することができます。

　デンファレは、花弁が肉厚で上下左右とバランスよく花を咲かせます。この花に、「力強さ」「華やかさ」「落ち着き」といった言葉をイメージする人が多くいました。力強さに加えて優しさを感じる人も多く、「高貴」という印象を持つ人も多いという結果でした。

　花弁がしっかりしている一方で茎は細くて柔らかいため、「強さと可憐さ」「大胆さと繊細さ」「一見存在感が薄いが、よく見ると存在感がある」という真逆の言葉を同時に思い浮かべる人も少なくありません。「二極性を感じさせる花」ともいえるでしょう。

❋この花によって得られる心の成長

● 葛藤と向き合い、気持ちを整理する力

　デンファレが気になるときは、落ち着いて物事を考えながらもアグレッシブに活動できるときや、優しい気持ちがありながらも相手に強い主張ができるバランスがとれているときです。

　紫のデンファレは、葛藤を解消して成長したいとき、迷いのなかから現実的な答えを出したいときに視界に飛び込んできます。

● 相反するものから自身の答えを導く

　紫色は、赤と青が混ざった色です。赤は、火・女性・動的・熱さを感じさせ、青は、水・男性・静的・冷たさをイメージさせる色です。両極端の色が1つに混ざった紫には、「自分と他人」「水と油」など、一見、交わらないと思えるものを上手に融合させるという意味があり、この花の「二極性」の意味と通じるものがあります。

　「自分の本意ではないけれど、ここは妥協する必要がある」など波風を立てたくない大人の判断をしなければいけないときには、紫のデンファレの花のパワーが心の助けになるでしょう。

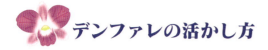
デンファレの活かし方

✽花の特徴

　デンファレは、花弁がしっかりしているため長持ちする花です。また、濃い紫から薄い紫まで、いろいろな紫が楽しめます。さまざまな印象を持たれるこの花は、つかみどころのない神秘的で不思議なイメージがありますが、人の心の奥深さや無意識の複雑さを象徴する花として、さまざまな気づきに繋がる可能性のある花として覚えておきましょう。

　国内産のデンファレには希少価値があります。力強く柔らかく魅力的なオーラを放つその神秘的な雰囲気には誰もが心を惹きつけられます。紫のデンファレが持つ不思議なパワーと奥深い意味に想いを馳せながらアレンジしてみましょう。

相性のよい花材

濃い緑の葉

濃い緑の葉は、地に足がつく安定感を感じさせます。自分の中に答えを見いだせないときに心の落ち着きを感じさせてくれるでしょう。

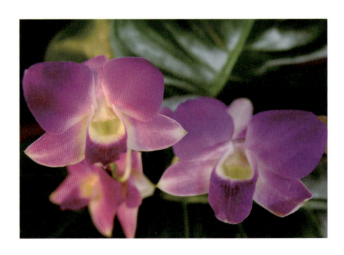

❋飾り方

● 受け入れがたい現実と向き合わなければならないとき

　この花を好む人は高貴で神秘的な雰囲気がある人です。ただ、時に異次元の世界にいるような独自の世界に浸りすぎて現実に目を向けられず孤独に陥ってしまう場合があるため、注意が必要です。

　紫のデンファレを身近に飾って効果を発揮するのは、「自分の強い意志を相手に伝える」「押し付けにならず、相手と価値観の折り合いをつける」ときです。自分の主張を相手に伝えつつ、お互いの考えや価値観を尊重し合うというこの花のバランス感覚を忘れずに、心のサポートとして活かしましょう。

❋贈り方

　紫のデンファレをプレゼントして喜ばれるのは、自分の独自の世界観を創造していきたい芸術家タイプの人や自分の個性に自信を持ちたい人です。また、優しいけれど、強くてしっかりしている人に贈っても相手の心に響くでしょう。

気づきのレッスン Memo

この花を見て感じたこと・気づいたこと、花を見て思う自分自身について、また、この花をどのように活かしたいか等々、気づいたことを書き留めておきましょう。

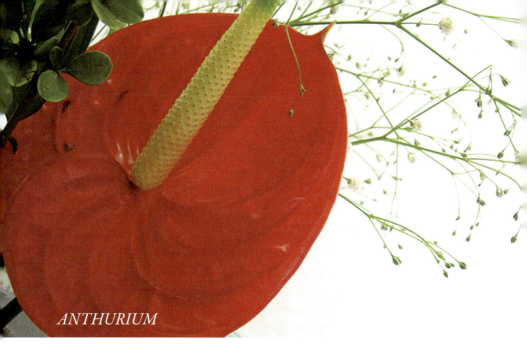

ANTHURIUM

アンスリューム（赤）

切り花や鉢植えとしてよく見かける真っ赤なハート形のアンスリューム。南国を思わせる雰囲気があり、身体を温め、やる気が出る花です。

花セラピー言葉	熱意　やる気が出そう　個性的
原産国	熱帯アメリカ
代表的な国内生産地	千葉県

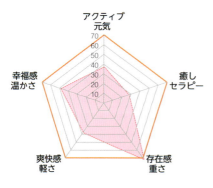

❋この花が気になるのは…
身体が冷えていると感じているとき

❋こんな人にプレゼントしよう！
こだわりを貫きたい個性的な人へ

❋こんなときにはこの花を飾ろう！
反発心と協調性のバランスをとりたいとき

赤いアンスリュームの花セラピー

❋花心理グラフによる花の分析結果

　花心理グラフでは、「存在感・重さ」が抜きんでて高い数値を示しました。これは、赤いバラに近い花の効果があるということが考えられますが、ハートを思わせる形から「幸福感・温かさ」も比較的高いという結果になりました。

　この花から、「情熱的」「熱意」「やる気が出る」という言葉を思い浮かべる人が多くいました。また、「怪しげ」「毒々しい」「辛い」というユニークな感想も多く聞かれました。見る人によって、いい印象を受ける場合と、そうでない場合とはっきりとわかれた花でした。

❋この花によって得られる心の成長
● 内に秘めた情熱に気づく

　赤いアンスリュームから得られる心のパワーとは、自分の中の秘めた激しさに気づくことです。長い人生の中では、情熱を見失わずに何かに立ち向かわねばならないことがやってくることがあるかもしれません。この花は、自分の想像を超えた激しい感情が心の中にあることに気づかせてくれる花として覚えておきましょう。

　思春期の子どもは、親に対して激しい反発を起こすことがありますが、これは自分らしさを育てている段階というサインでもあります。大人への階段を上り始めるときに自分でもコントロールできないような反発心が湧きあがってしまうのは、単なるわがままや頑固さではなく、大人として自分らしく成長するためのプロセスでもあるという見方を持ってみましょう。

　この花には、「主張的」「角がある」「きつい」という印象を持った人も多くいましたので、周りに迷惑をかけるパワーに強い感情が転換しないように、飾るときにはコントロールが必要です。かすみ草や明るいグリーンと一緒に生けると周りとのコミュニケーションにバランスがとれるようになります。

赤いアンスリュームの活かし方

✳花の特徴

　この花は、自分にプレッシャーをかけてでも何かをやり遂げたいときに飾るパワーフラワーといえる花ですが、やる気や緊張感だけでなく、幸せや充実を感じる効果があります。また身体を温めたいときに身近に飾るといい花でもあるため、心と身体に豊かさを感じながら前に進める花として活用してみましょう。

　アンスリュームには、真っ赤な色からピンクや白、グリーンとさまざまな色があります。個性的な形をしているので、どの色も花作品のメインとなる花です。赤は情熱やインパクト、ピンクや白、グリーンは癒しとリラックスを意味します。贈る人や贈る目的によって色を選んで楽しんでみましょう。

相性のよい花材

明るい緑の葉
黄色を多く含む明るいグリーンは気分をスッキリさせてくれます。
あれこれ考えすぎてしまうときに、心をクリアにしてポジティブな視点が持てるサポートになるでしょう。

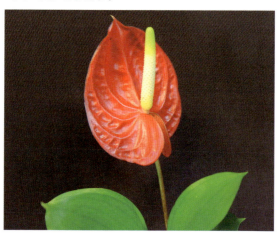

❋飾り方

● 身体を温めたいときに飾りましょう

　赤いアンスリュームは、身体を温めたいときに身近に飾るといいでしょう。実際、赤を見たときには心拍数が上がり、体温が上昇するという身体的な効果があります。心理的な効果としては、心の内にある熱い気持ちを思い出したいとき、自分の野心や強い欲求に気づきたいときにも赤いアンスリュームを飾るとよいでしょう。

　ただし、この花のように、形が個性的で濃い赤い花は寝室に飾ってはいけません。赤い色を見ると精神的な緊張感が高まり、ゆっくりと眠れなくなってしまいます。

❋贈り方

　この花をプレゼントして喜ばれるのは、情熱家タイプの人です。花の形自体が個性的なので、自分の世界にこだわりを持っている人に贈ると心に響きます。また、いつも頑張っている人にプレゼントすると思いが伝わるでしょう。

気づきのレッスン Memo

　この花を見て感じたこと・気づいたこと、花を見て思う自分自身について、また、この花をどのように活かしたいか等々、気づいたことを書き留めておきましょう。

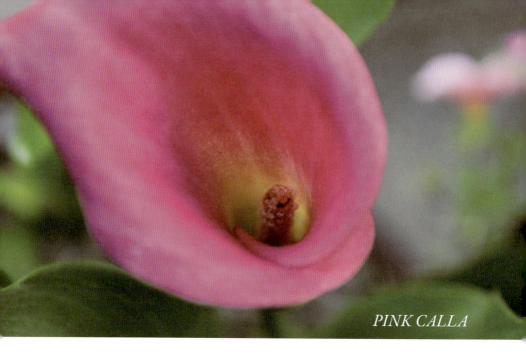

PINK CALLA

カラー（ピンク）

ピンクのカラーは、気品と存在感を感じさせる花。強さと優しさのバランスがとれており、美しくしなやかな強さが得られる花です。

花セラピー言葉	女性的　美しい　存在感
原産国	南アフリカ
代表的な国内生産地	千葉県　熊本県

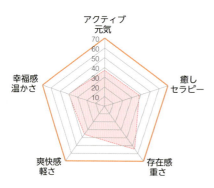

❋この花が気になるのは…
心の揺らぎを落ち着かせたいとき

❋こんな人にプレゼントしよう！
洗練された美しさを表現してほしい人へ

❋こんなときにはこの花を飾ろう！
凛としたプライドを持ちたいとき

ピンクのカラーの花セラピー

❋花心理グラフによる花の分析結果

花心理グラフでは「存在感・重さ」が高く、「癒し・セラピー」「幸福感・温かさ」も比較的高いという結果となりました。ピンクの色の優しさと、大きくて個性的な花や茎の形から強さと優しさのバランスがとれる効果があるといえます。

ピンクのカラーには、「美しい」「女性的」「洗練された」「セレブ」という言葉が、また、美しい女性のような雰囲気からか「憧れ」という言葉を思い浮かべる人も多くいました。「不思議な感じ」「存在感がある」という感想を持つ人もいました。控えめで慎ましやかな女性のような雰囲気がありますが、目立つような大胆さがある花でもあります。

❋この花によって得られる心の成長

● 心のしなやかさや強さ

ピンクのカラーは、しっかりとした肉厚な花弁をしていますが、茎が柔らかく、花を生けるときに不安定さを感じる場合があります。この花が気になるときは自分の気持ちが揺らいでしまっているときなのです。多少、気持ちが揺らぐことがあっても、落ち着いていられる心の力強さ、元に戻れるような心のしなやかさが、この花から得られる深い気づきと考えてみましょう。

● 女性的な大きな受容力があるパワーを得られる

この花のピンク色は可愛らしいパステルピンクではなく、風格ある女性を思わせるローズピンクです。存在感やプライドという言葉から男性性を感じる人は多いかもしれませんが、ピンクのカラーが持つのは、深いピンクの色から女性的な大きな受容力を思わせるパワーです。

この花が気になるときは、自分の向かう方向が見えはじめ、自分なりのバランスが見えはじめたとき、そして自分らしく優雅な気分のときにも視界に飛び込んできます。

ピンクのカラーの活かし方

❋花の特徴

　カラーの花は、1枚の花弁が丸い筒のようで、楽器のラッパのような形をしています。花の中でも目立つ雰囲気を持ち、花弁は大きく茎が太くて長いので、大きめの花束やアレンジメントのメインとして使われる花として親しまれています。最近では、テーブル花やコンパクトな花束用に品種改良された小ぶりのカラーも花屋さんでよく見かけます。

　ピンクのカラーは優しい雰囲気がありますが、個性的な形をしているので、人とは違うセンスを思わせるアレンジをしてみましょう。

❋飾り方

● 社会で活躍する女性の会の場へ飾る

　この花は、存在感ある個性的な形から、不思議で近寄りがたい雰囲気を醸しだします。また同時に、ピンクの色から優しさや親しみやすさも感じることができます。社会で活躍する女性の会に飾る花として活用するとよいでしょう。

● 女性の魅力を演出したい気分のときにも

　身近に飾る場合は、服を選ぶ姿見の鏡のそばがお勧めです。自分が一段高いステージに上がれるような凛とした心地よい緊張感が心に湧きあがります。女性としての華麗な魅力を演出したい気分のときに身近に飾ってみましょう。

❋贈り方

　洗練されたエレガントな雰囲気を持っている大人の女性や第一線で頑張っているおしゃれな女性に贈ると心に響きます。個性的で目立つ雰囲気のある女性に贈っても喜ばれるでしょう。

　また、自分のプライドを忘れずに、強い気持ちを胸に、華麗に成功してほしい人に贈ると、優しく強い励ましのメッセージを伝えることができます。

相性のよい花材

紫のスターチス

紫のスターチスは愛くるしさと威厳ある雰囲気とをあわせ持つ花なので、ピンクのカラーの甘すぎない女性の強さを引き出す花として相性がよいです。

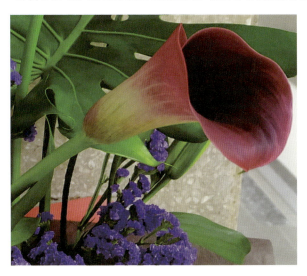

気づきのレッスン Memo

この花を見て感じたこと・気づいたこと、花を見て思う自分自身について、また、この花をどのように活かしたいか等々、気づいたことを書き留めておきましょう。

❸重さ

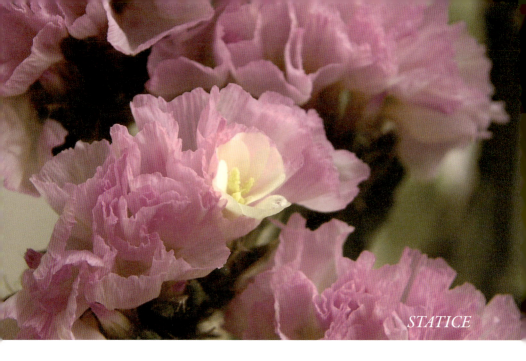

STATICE

スターチス(紫)

スターチスは、迷いに対して冷静になれる花。両極端をあわせもつ不思議なパワーで心の葛藤を鎮める効果を持っています。

花セラピー言葉	優しい 愛くるしい 意思が強い 威厳がある
原産国	地中海沿岸
代表的な国内生産地	和歌山県 北海道

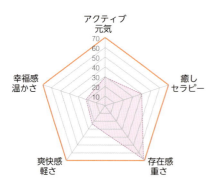

❋この花が気になるのは…
達観したい視点を養いたいとき

❋こんな人にプレゼントしよう！
自分の軸に気づいてほしい人へ

❋こんなときにはこの花を飾ろう！
葛藤を解消して前に進みたいとき

紫のスターチスの花セラピー

❋花心理グラフによる花の分析結果

　花心理グラフを見ると、この花には「存在感・重さ」を感じた人が多いという結果がわかります。一見、ふわふわした印象がある花ですが、心に強い自信や強さを与える花ということがわかりました。

　この花は、小さな花弁がまとまって咲き、一見、柔らかさを感じさせる一方、茎は太く硬さや強さを感じさせます。花と茎の印象が異なるせいか、この花には、「柔らかい」「硬い」「みずみずしい」「ドライ」という両極端な印象を抱く人が多くいました。

❋この花によって得られる心の成長

●物事の本質をくみとる洞察力

　紫のスターチスが気になるときは、物事を取捨選択したい、状況を整理して重要なポイントを見逃したくないときです。

　ある状況を達観して答えを見出したいとき、考えすぎて疲れてしまい、考えるのを手放したいときにも視界に飛び込んできます。人は迷いの中にいると「0か100か」「成功か失敗か」と両極端な答えを探しやすいものですが、心の奥深い世界や複雑な感情が伴う人間関係は、「1 + 1 = 2」のように明確で正しい答えが出ないことが多いものです。

　この花から物事の本質をくみとるような洞察力をイメージしてみましょう。

●失敗は成功の母である

　もう1つ、この花から学べることは「失敗は成功の母である」ということです。言葉のうえでは成功と失敗は反対語となりますが、実際には成功も失敗も何度も繰り返し経験して人は成長し、必要な能力が備わってくるものです。

　このように言葉には二面性の意味があり、粘り強いこの花から、失敗は成功の母というメッセージを感じとり、成功と失敗は両立すべきという物事の二面性を信じるパワーを感じてみましょう。

紫のスターチスの活かし方

❋花の特徴

　スターチスに限らず紫色の花には、両極端な要素が混ざり合った、不思議で神秘的なパワーがあります。紫は、赤と青の2色が混ざり合っている色で、赤は情熱、火、女性を、青はクール、水、男性を思わせる両立しえない要素を持ち合わせているからです。

　水なしでドライフラワーになっても綺麗な紫色を保つ特徴があることから、仏壇花としてお供えされることが多い花です。長持ちするという理由だけでなく、スターチスには大切な人とお別れする心の葛藤を鎮める効果もあります。お悔やみのアレンジにはメインの白い花の周りにそっと添えてあげましょう。

相性のよい花材

ピンクのミニバラ
幸福感を感じられるミニバラはスターチスの紫の柔らかさと同調します。独りで思いつめることなく自分に向き合い、温かい周りの支えを感じましょう。

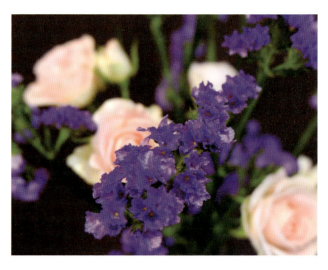

❋ 飾り方
● 新しい才能を開眼させたいとき

　この花を活かせるシーンは、大きな葛藤を解消し、物事をスクリーニングして次のアクションに移りたいときです。冷静になって妥当な答えを出さなければいけないときにも効果を発揮します。効果が完全にプラスに働いた場合、すべてが見えているような高い客観性が働き、何もかもが見通せるような自信に満ち溢れている状態になれる可能性があります。

　ただし、この花に頼るだけでなく自ら新しいステージに上ろうとする日頃からの自己研鑽あってのことと心に留めておく必要もあります。紫のスターチスは、内なるパワーが開く可能性を秘めた花なのです。

❋ 贈り方

　プレゼントして喜ばれるのは、大人びているけれど、どこか素直でかわいらしい雰囲気がある人、情熱と冷静さのバランス感がある人、神秘的で抜きんでた才能がある人です。答えの出ない辛い葛藤に向き合っている人に、エールを送る意味で贈ってもいいでしょう。

気づきのレッスン Memo

この花を見て感じたこと・気づいたこと、花を見て思う自分自身について、また、この花をどのように活かしたいか等々、気づいたことを書き留めておきましょう。

気分をリセットする花セラピー
スッキリ、気持ちが切り替わる花々

　気分をリセットする花セラピーでは、「爽快感・軽さ」が感じられ、心の軽さや冷静さなど気持ちの切り換えを感じることができる花々のパワーを紹介します。

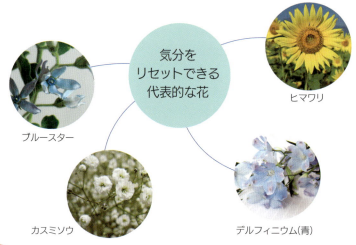

気分をリセットできる代表的な花

ブルースター

ヒマワリ

カスミソウ

デルフィニウム(青)

花セラピーストーリー Vol.4　子育て中にヒマワリからパワーをもらったS子さんのお話

　S子さん(30代 女性)は、4歳と2歳の男の子の子育てに奮闘中。でも少し子育てに疲れ気味で、気分転換にと体験レッスンに参加しました。
　レッスンは、色とりどりの花の中からそのとき気になる花を選ぶことから始めます。S子さんがまず選んだのは、花ではなく緑の葉でした。
　できあがったのは、花は何本かだけで、緑の葉が目立つグリーン中心の作品。花セラピストは作品に表れているメッセージを伝えました。
　「緑の葉が気になるのはリラックスを求めているか、物事に優柔不断になっているときです」
　それを聞いて「日々子育てに追われているのでリラックスはしたいで

す。あっという間に過ぎてゆく毎日で…だから優柔不断なのかな」となんとなく腑に落ちない表情です。

　そこで花セラピストは「S子さんはどんな子育てがしたいと思っていますか」と質問をしました。

S子「明るく楽しく元気に、そして笑顔で子育てできたらなと」

花セラピスト「明るく、楽しく、笑顔ですね。それを意味する花はヒマワリですが、気になりませんでしたか」

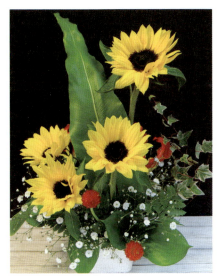

S子「黄色はなんだか落ち着かない感じがして…」

花セラピスト「ヒマワリには、抑えている感情を自由にする効果があると花セラピーでは考えます。子育て中の今の状況と、S子さんが大事にしたいと考える"元気に笑顔で"という気持ちにリンクしていますよ」

S子「なるほど、ヒマワリには感情を自由にする意味があるのですね。1本だけ挿してみようかな…」

　S子さんは緑の葉で覆われた花作品の真ん中にヒマワリを1本挿し、スッキリとした表情で「ヒマワリは黄色の色がまぶしすぎる感じがしていましたが、花が緑の葉の中にあると、いい感じがしてきました。子育ては日々迷うことばかりだけど、家族みんなで楽しさを忘れずにやっていこうと思えました」と話してくれました。忙しすぎて忘れかけていた自分の子育てへの想いに気づかれたようでした。

　1週間後、S子さんからメールが届きました。

　「あの後、花屋さんで大きめのヒマワリ1本と小さめのヒマワリ2本を買って作品に足しました。私たち4人の家族と思って。ありがとうございました」

　ヒマワリのパワーで、S子さんの家庭がますます輝いていくことと思います。

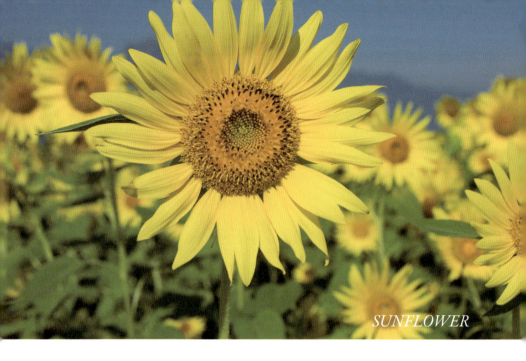

SUNFLOWER

ヒマワリ

明るく素直にのびのびと行動できる花。ヒマワリが好きな人は、みんなに好かれる人気者です。

花セラピー言葉	元気　明るい　無邪気　のびのびする
原産国	北アメリカ
代表的な国内生産地	千葉県　北海道

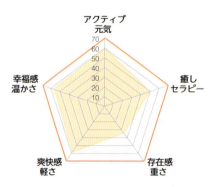

❃この花が気になるのは…
明るく元気で、心がはずむ気分のとき

❃こんな人にプレゼントしよう！
子どものように無邪気でユーモア溢れる人へ

❃こんなときにはこの花を飾ろう！
心の底からのびのびしたいとき

ヒマワリの花セラピー

❋花心理グラフによる花の分析結果

　心理効果の調査では、この花から「明るい」「元気」「無邪気」という言葉をイメージする人が多いということがわかりました。花心理グラフの特徴としては、「爽快感・軽さ」の軸が高く、次いで、「アクティブ・元気」の軸が高いという結果となりました。このことから、ヒマワリとは、軽やかな気分で、前向きに行動できる花ということになります。

　この花が好きな人は、素直で率直な人です。屈託のない自分の欲求をそのまま表現するつき合いやすい人です。同じ失敗を繰り返しやすい一面がありますが、どこか憎めない可愛らしさがあり、多くの人に好かれる人気者的存在になる人が多いです。

❋この花によって得られる心の成長

● 抑えていた感情を自由にできる

　ヒマワリの花には、感情を自由に解放できる効果があります。

　子どもの頃から大人たちに「～しなさい！」「～してはいけません！」といわれ続け、本心を抑えて生きていると、自分が大人になってから、親しい人にさえも自分のことを伝えることができなくて悩んでしまう場合があります。そんな、子どもの頃から抑え続けてきた感情を解放してくれるのがヒマワリです。

● 子どもの頃の感情を思い出し、心をのびのびさせる

　でも、本来、子どもとは、「やりたいことはやりたい！」という無邪気さの塊です。ヒマワリに触れ、明るくて元気だった子どもの頃の屈託のない感情を思い出し、心をのびのびさせてみましょう。

　この花が気になるときは、テンションが高くて精神的にもハイになっているときや、理由はなくとも気持ちが高揚しているときです。また、精神的に忙しく、いろいろなことに目を向けなければならないときや、ハイスピードに物事を思考しているときにも、ヒマワリが同調して目に入ってきます。

ヒマワリの活かし方

❋花の特徴

　ヒマワリは梅雨が終わり蒸し暑くなる頃に花屋さんに並びます。うっとうしい気分を爽快にしたいという私たちの気持ちを知っているかのように咲くヒマワリは、夏の風物詩として多くの人に愛されている花です。

　ヒマワリは、光や太陽、輝くものをイメージさせる色と形をしています。この花は、外に向かって花びらが広がる形をしているので、心をオープンにして、明るくのびのびと生けるといいでしょう。太陽がイメージされることから「向上心」という言葉をヒントに、身近に飾ったり、プレゼントとしても活用してみましょう。

相性のよい花材

細長い緑の葉（ニューサイランなど）
丸めたり、結んだりして自由に形を作れる細長い葉をヒマワリと一緒に飾って遊び心と無邪気さを高めましょう。

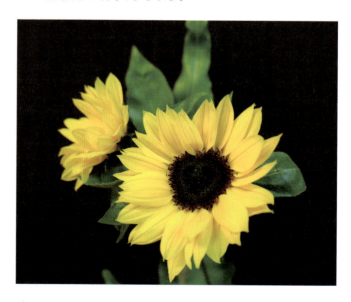

❁飾り方

● 陽あたりのよい窓辺に飾りましょう

　ヒマワリは、夏の代表花です。夏休みになると全国各地のヒマワリ畑に一気にこの花が咲き乱れ、初秋まで多くの観光客でにぎわいます。暑い時期に思いっきり飾って楽しみたいですね。

　この花は、太陽がよく似合います。屋内に飾る場合でも、窓辺など陽があたる場所に飾るとこの花のイキイキ感をより感じることができるでしょう。

　また、些細なことにくよくよして疲れてしまっているときや思ったことを素直に言葉にできないときに飾ることも効果的です。

❁贈り方

　小さなお子さんがいる家庭にプレゼントしたり、元気がない人に明るさを届ける意味で贈っても喜ばれます。ただし、すごく落ち込んでいる人にプレゼントしてしまうと、刺激が強すぎて受け入れがたさを感じてしまうため、贈る人への配慮が必要です。

❹軽さ

気づきのレッスン Memo

　この花を見て感じたこと・気づいたこと、花を見て思う自分自身について、また、この花をどのように活かしたいか等々、気づいたことを書き留めておきましょう。

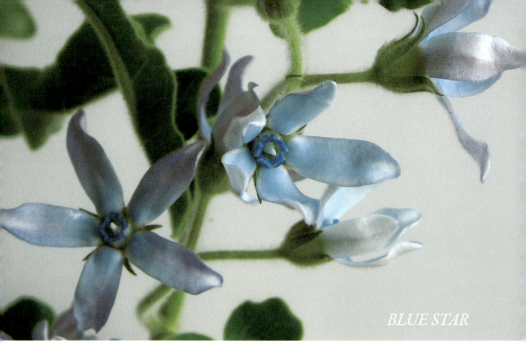

BLUE STAR

ブルースター

泣きたいときに心に寄りそう花。冷静に自分を見つめ、答えを出そうとしている人にはブルースターの花の心理効果が有効です。

花セラピー言葉	可憐　清楚　さわやか
原産国	ブラジル　ウルグアイ等南米地域
代表的な国内生産地	高知県　北海道

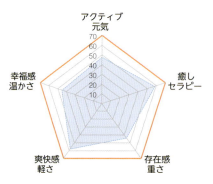

✻この花が気になるのは…
心の内を解き放ち、素直になりたいとき

✻こんな人にプレゼントしよう！
物静かで芯が強い、繊細な人へ

✻こんなときにはこの花を飾ろう！
涙で心を洗い流したいとき

ブルースターの花セラピー

❋花心理グラフによる花の分析結果

この花に、「可憐」「清楚」「さわやか」という言葉を思い浮かべた人が多くいました。また、「涙の色」という印象を持つ人が多かったことが1つの特長となっています。

花心理グラフでは、「癒し・セラピー」が高く、次いで「爽快感・軽さ」が高いという結果となり、これらのことからこの花は「涙を流して癒される」というキーワードがあるということがわかりました。

この花が気になるときは、神経が高ぶって落ち着かないとき、自分の感情を繊細に感じたいとき、感情を解放して泣きたいときです。また、冷静に自分を見つめ、自分の中にある内に秘めた決意に気づきはじめたときにも視界に飛び込んできます。

❋この花によって得られる心の成長

●涙を許す

この花は、自分のさまざまな感情を繊細に感じたいときに身近におくといいでしょう。人はイライラしていると、自分自身の気持ちに目が向きにくくなり、周りの目を気にしすぎてしまうことがあります。そういうときは、青い色を見ると高ぶった神経が鎮静されて冷静になれるといわれています。自分の内面に目を向けやすくなってくるのです。

●自分に優しくなれる

赤ちゃんは泣くことが仕事のようなものですが、大人になってからは、泣きたい気持ちのときにも自分を抑えてしまい、泣くことを我慢してしまうということがよくあります。でも、涙を流しているときとは、自分の感情を尊重し、自分の気持ちを受け入れているときであり、自分を自分で癒している深い癒しの瞬間です。泣きたいときに心に寄り添ってくれるのがブルースターです。泣きたいときは思い切り泣いてしまいましょう。そして、自己を肯定し、自分に優しくなれる感情を大切にしましょう。

ブルースターの活かし方

❋花の特徴

　この花はソフトで可愛らしい雰囲気があり、他の花との相性がとてもよい花です。アレンジメントのメインにはあまり適さない花ですが、他の花や葉との組み合わせを楽しむ花材として活用してみましょう。

　この花は、青色で細かい花がたくさんついています。一輪一輪の花弁は5枚ずつで星のような形をしているので、ブルースターと呼ばれるようになりました。茎を切ると切り口から白い液体が出てきますが、これを水で洗い流してから生けると長持ちします。

　ブルースターはブライダルのシーンでの活用範囲が広い花です。花嫁さんのブーケにブルースターをたくさん使ったデザインはとても美しく、高い評価を得ています。

相性のよい花材

ピンクのアルストロメリア

ピンクのアルストロメリアは癒しを感じられる花です。この花を一緒に飾って自分に優しく、自分への許しを感じてください。

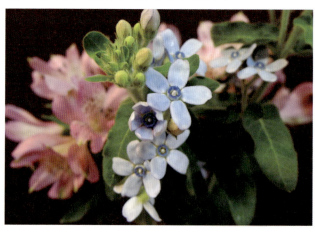

❋飾り方
● 一輪を挿して飾っても

　ブルー系の色が好きな人であれば、この花だけを一輪挿しに飾っても楽しんでいただけます。ただ、人によってはこの花だけでは寂しさを感じてしまうことがあるので、パステル系のピンクやオレンジの花と一緒に飾ることをお勧めします。柔らかい暖色系の花と組み合わせるのであれば、寝室に飾る花として最適でしょう。

❋贈り方
● 結婚して幸せになってほしい友人へ

　「サムシング・フォー」をご存じですか。これは結婚式に何か「新しいもの」「借りたもの」「古いもの」「青いもの」の4つを取り入れると永遠の幸せが続くというヨーロッパの言い伝えです。「何か青いもの」は「サムシング・ブルー」といい、花嫁のブーケや髪飾りにブルースターが飾られることは多いです。贈るコツは「さり気なく」。ウェルカムボードや花束にブルースターをさり気なくまぜ、お祝いのメッセージと共に贈ります。

気づきのレッスン Memo

　この花を見て感じたこと・気づいたこと、花を見て思う自分自身について、また、この花をどのように活かしたいか等々、気づいたことを書き留めておきましょう。

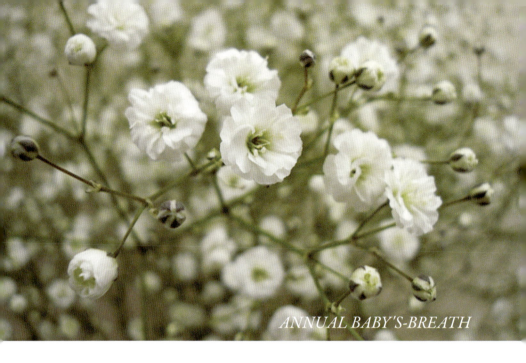

ANNUAL BABY'S-BREATH

カスミソウ

見えない強さを感じさせる花。存在感を主張せず、周りを引き立てることで自らが輝くことができるのがカスミソウらしさです。

花セラピー言葉	静か　かわいい　従順
原産国	ヨーロッパ　アジア
代表的な国内生産地	和歌山県

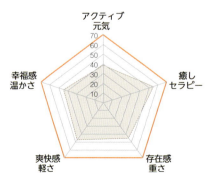

✽この花が気になるのは…
周囲の協力を得たいとき

✽こんな人にプレゼントしよう！
清楚で芯があり、次の成長へ進んでほしい人へ

✽こんなときにはこの花を飾ろう！
人と人との繋がりを感じたいとき

カスミソウの花セラピー

❋花心理グラフによる花の分析結果

　カスミソウには、「可憐」「かわいい」「静か」という言葉を思い浮かべる人が多くいました。花心理グラフでは、「癒し・セラピー」が高いという結果となりました。また、数値は比較的低いですが「爽快感・軽さ」と「存在感・重さ」の相反する力が同じくらいであったことも1つの特長となっていることが見てとれます。

　この花は、「影響力がないようで実はある」「一見、こだわりがないようで実は粘り強い」という不思議な力を思わせる花であることがわかりました。

❋この花によって得られる心の成長

●名脇役として縁の下の力持ち的立場に

　カスミソウは、どんな雰囲気の花束やアレンジメントにも使うことができるという特長があり、「引き立て役」「名脇役」という印象を持つ人が多くいました。この花は、周りの人々と協力したいときやチーム作りの大切さを感じたいとき、自分が縁の下の力持ち的な立場になっているときに目に飛び込んでくる花です。また、この花の白い色から新しいスタートを切りたいときや、心の中に清算したいことがあるときにも気になることがあります。

●アリはライオンに勝つことができる

　カスミソウには、存在感を主張しない強さが感じられる花です。小さい花ですのでたった1輪だけでは一瞬にして消えてしまうかのような弱々しさがありますが、1本の茎に咲く花の数では他のどの花にも負けない影響力を持っています。これは、何万匹もの働きアリが集中した場合、たとえ百獣の王であるライオンであっても敵わないような無敵な強さを発揮する力強さを思わせます。

　カスミソウから「みんなで心を1つにすれば乗り越えられることがある」という希望の力となるメッセージを感じてみましょう。

カスミソウの活かし方

❈花の特徴

　カスミソウは、花束やアレンジメントに使ったときに他の花の雰囲気を邪魔せずに作品全体に明るさや柔らかさを出してくれる花です。この花は、いろいろな雰囲気の花束やアレンジメントにもマッチするとても便利な花材です。あまり花に詳しくない人でもこの花を知らない人はいないほどのオーソドックスな花でもあります。

　白くて細かい花がたくさん咲き、その雰囲気はどこか頼りない感じもありますが、カスミソウだけでまとめて花束にすると存在感を感じさせることができます。また、カスミソウを花束やアレンジメントの一部に集中させて生けることで、豪華で華やかな雰囲気を楽しむこともできます。

相性のよい花材

オレンジのカラー

凛とした軸を持ち、輝きを感じさせるオレンジのカラーには自尊心や存在価値という意味があります。カスミソウから存在感を引き出すのに最適な花材です。

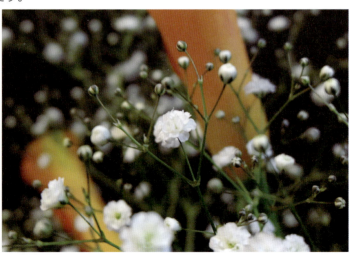

❈飾り方
● 素直になって周囲の協力を得たいとき
　自分の主張を少し抑えて周りと一緒に頑張ろうとするときに、自分の部屋や職場に飾ってみましょう。素朴で従順な気分になりたいときや相手に合わせる素直な気持ちになりたいときにも効果的です。ただし、カスミソウだけでは、自分らしさがわからなくなってしまうことがあるので、自分の状態を観察して活用しましょう。カラーやバラなど存在感ある花とたくさんのカスミソウを合わせると自分を見失わずに安定できます。

❈贈り方
　プレゼントとして効果的に演出するには、カスミソウだけを花束にすることです。でも、それだけでは寂しいと感じるなら、カスミソウがたくさん入った花作品を贈っても印象的でしょう。カスミソウと一緒に選んだ花のメッセージを考えながら組み合わせると、深い意味がある演出ができます。
　カスミソウは、清純な雰囲気を持っている人や、リセットして新しい扉を開きたいと思っている人に贈ると喜ばれるでしょう。

❹軽さ

気づきのレッスン Memo

　この花を見て感じたこと・気づいたこと、花を見て思う自分自身について、また、この花をどのように活かしたいか等々、気づいたことを書き留めておきましょう。

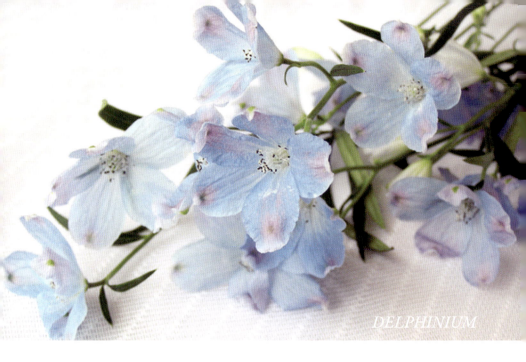

DELPHINIUM

デルフィニウム（青）

デルフィニウムは、心の奥深くに平和をもたらす花。物事を冷静に分析して本質を見極めたいときに飾ると効果的です。

花セラピー言葉	やすらぎ、大人、綺麗、高貴
原産国	北アメリカ
代表的な国内生産地	愛知県　青森県

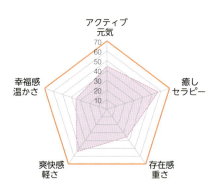

✤この花が気になるのは…
落ち着いて自分を見つめ直したいとき

✤こんな人にプレゼントしよう！
冷静で、物事の本質を観察したい人へ

✤こんなときにはこの花を飾ろう！
目の前の現実に対して冷静に対処したいとき

青いデルフィニウムの花セラピー

❋花心理グラフによる花の分析結果

この花には、「やすらぎ」「大人」「綺麗」「高貴」という言葉を思い浮かべた人が多くいました。花心理グラフを見ると「爽快感・軽さ」と「癒し・セラピー」が高いという結果がわかります。このことから、この花は精神的な疲れを緩和し、気分をスッキリと軽くするとともに、じっくりと自分に向き合い、心の平和をもたらしてくれる花として活かすといいでしょう。

❋この花によって得られる心の成長

● 独りの時間を楽しんで落ち着いたひとときを

デルフィニウムを好む人は、慣れ合いの関係をあまり好まず、人と適切な距離をもって接することができる冷静な人です。「自立的でしっかりしている」という言葉がぴったりの大人っぽい雰囲気を持った人です。

この花が気になるときは、外との接点をあまり持たずに、独りの時間を楽しみながら落ち着きたいときです。社会の雑踏を離れて心の奥底を深く癒したいときもこの花が視界に入ってくるでしょう。また、直感が働き、自分では思ってもいなかったような才能が開こうとしているとき、精神世界とつながるような研ぎ澄まされた感覚を感じやすいときにもこの花が気になる場合があります。

この花は、もつれてしまった人間関係を整理したいときや、物事を冷静に分析して本質を見極めたいときに飾ると効果的です。

● 平和とは心の中にある

この花を見て青空や青い海をイメージする人は多く、「幸せの青い鳥」の物語が象徴するように、この花の青色に心の平和を投影する人は少なくありません。

この花から、平和とは自分の心の中に存在するものであり、心の平和とは他人から与えられるものでなく自らが作りだせる感情であるということを学びましょう。

青いデルフィニウムの活かし方

❋花の特徴

　デルフィニウムには、シャープで細い茎に青く細かな花がたくさん咲きます。太い茎の周りに軸状に花が集まって咲くキャンドルタイプと、中心の茎から細い茎が何本も分かれ、その先にふらふらと花をつけるスプレータイプとがあります。この花を高く、長く生けることでアレンジメントの主役を担うこともできる一方、短い長さに切り分けて生けることで、他の花を引き立てるサブ的な役割を担うこともできる花でもあります。

　青い色の濃淡を楽しめる花は他にあまり種類がありません。この色の花をまとめて挿すことで、個性的な演出の花作品をデザインすることができるでしょう。

相性のよい花材

黄色のスプレーバラ

いつもポーカーフェイスでは周囲に理解されません。黄色のスプレーバラから活気と元気を感じてパワフルに行動してみましょう。

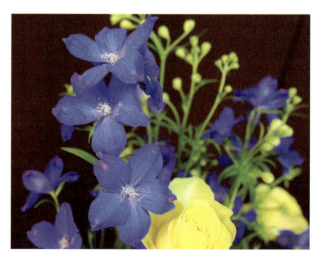

❋飾り方
● ダイエットしたいときに食卓に飾る

　デルフィニウムは、冷静に人間関係を見つめ直したいときや、置かれている状況の中でお互いによい答えを見つけたいときに視界に入る場所に飾るといいでしょう。他の花と比べて花弁の厚さが薄く乾燥しやすいため、陽の光や暖房が直接あたる場所は避けてください。

　青い色はダイエットしたいときに効果的です。青は食べ物にない色で、食べ物が悪くなると青カビが出ることから、食への欲求を抑える働きがあると考えられています。この花を食卓に飾ると「食べたい！」という欲求を冷静に抑える効果が期待できます。

❋贈り方

　プレゼントとして活かすなら、正直者で内に秘めた強さを持っている人に贈ると喜ばれます。おとなしいのに核心を突いてくるようなクールな人や、計画的に物事を進める判断力のある人に贈っても喜ばれます。

気づきのレッスン Memo

　この花を見て感じたこと・気づいたこと、花を見て思う自分自身について、また、この花をどのように活かしたいか等々、気づいたことを書き留めておきましょう。

幸せになれる花セラピー
幸福感、温もりに満たされる花々

　幸せになれる花セラピーでは、「幸福感・温かさ」に満たされた花々、心におだやかな幸せが広がる花の癒しを紹介します。

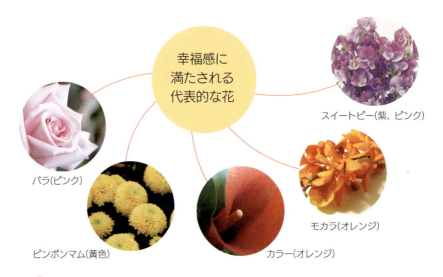

幸福感に満たされる代表的な花

バラ(ピンク)
ピンポンマム(黄色)
カラー(オレンジ)
モカラ(オレンジ)
スイートピー(紫、ピンク)

花セラピーストーリー Vol.5　ピンクのバラで女性らしさを思い出したIさんのお話

　外資系企業で働くIさん（50代、女性）は、女性ながらも幹部候補として注目される立場にいました。女性の能力を伸ばしてくれる会社に感謝しつつ、上司の期待に応えたいと寝る間も惜しんで働いていました。
　「あまり無理しないように。自分の身体を大切に働いてくださいね」という上司の言葉を耳にしつつも、「仕事は裏切らない！ 努力した分、必ず結果が返ってくる！」と、真っ直ぐな気持ちで仕事に打ち込む毎日に充実感を覚えていました。
　しかし、40代後半に差しかかる頃から回復力が落ちていることに気

づき、以前のように無理をして頑張ることができなくなっている自分に不安を感じはじめていました。

　ある日、友人との食事の帰りに花屋の前を通ったとき、ふとピンクのバラが目に入りました。それまで、ピンクは甘すぎて緊張感がない色のように感じられ、あまり好きではありませんでした。ただ、このときはそのバラがとても気になり、ピンクに惹かれている自分に新鮮な驚きを感じたのです。

　翌日の仕事の帰りに例の花屋さんの前を通りかかったとき、やはりピンクのバラが目に飛び込んできました。

　思わず店の中に入り、花の近くに寄って花の香りをかいでみました。とても優しい香りに癒されて、肩の力が抜けていくような不思議な感覚を覚えました。一瞬、「この花を部屋に飾ってみようかな…」と思いましたが、次の瞬間、「花なんて仕事に関係ないし、私には必要ないわ！」と買わずにお店を後にしました。

　その後、数日たっても、あの日のピンクのバラを忘れることができず、ある日の週末、花屋さんに立ち寄ってピンクのバラを１本買って帰りました。たった１本でも花瓶に花を飾ったことが楽しく、純粋に心が解放される喜びを感じました。

　そして、Ｉさんは、ピンクのバラのゆるやかで美しい雰囲気にふれ、自分が仕事に追われ、女性であることを置き去りにしていたことに気づきました。

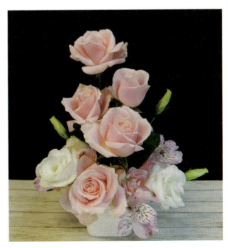

　Ｉさんは、これまでの活発さに加えて、穏やかさとやわらかさを兼ね添えた素敵な女性として、自分にしかできない仕事を自分らしく進めるリーダーシップが評価され、信頼できるリーダーとして、今も輝き続けています。

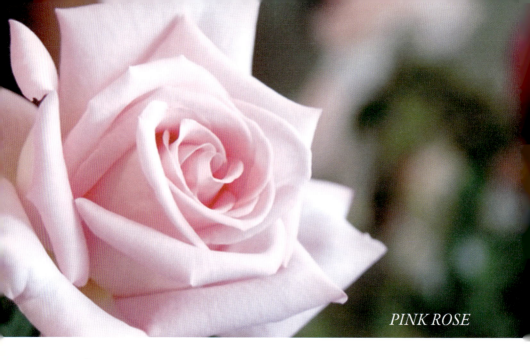

PINK ROSE

バラ(ピンク)

ピンクのバラは花の中の万能薬的存在。その香りに癒され、心に優しさと温かさが広がり、人にも優しくなれる花です。

花セラピー言葉	きれい　温かい　ゆるやか　柔らかい
原産国	中近東　東アジア
代表的な国内生産地	山形県　群馬県　佐賀県

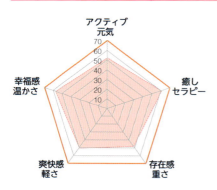

❋この花が気になるのは…
温かさや穏やかさに癒されたいとき

❋こんな人にプレゼントしよう！
落ち込みやイライラ感で落ち着かない人へ

❋こんなときにはこの花を飾ろう！
自分を責めてしまう気持ちに陥ってしまったとき

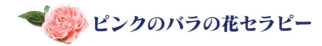
ピンクのバラの花セラピー

✿花心理グラフによる花の分析結果

ピンクのバラは、バランスよい五角形のグラフを描いているのが特長で、この花1本で心のバランスが整うということを意味しています。

ピンクの花を見ると元気になれて心が適度に緩み、安定感も感じ、気分がスッキリします。そして、温かな気持ちになれて癒されます。このような特長から、ピンクのバラは"花の中の万能薬"といってもいいでしょう。

この花を生けてゆっくり自分の時間をとってみると、心の奥深くが緩み、自分に優しくなれます。そして、自分で自分を許せるような深い自己受容が起きることが多くあります。ピンクのバラの女性的で美しい表情から寛大な母親をイメージする人は多く、温かく広い心になり、楽になれるのです。

✿この花によって得られる心の成長
● 自分を受け入れる

人間には意識のない意識領域（無意識）があり、人の心は想像以上に奥深い世界です。「自分を受け入れる」ことは、できそうでなかなかできないもの。なぜなら、「自分を受け入れる」とは、自分のことを頭で理解するだけでなく、心の内の本当の思いや、自分が感じたくない無意識に抑えてしまっている感情に気づくことだからです。

例えば、嬉しい、元気、明るいなどの心地よい感情は比較的受け入れやすいものですが、罪悪感や嫌悪感といった、ネガティブな感情を自分の想いとして受けとめることは簡単ではありません。しかし、ピンクのバラを眺めて心を緩めて自分を許し、今、感じている感情とはすべて大切な自分の一部として受け入れることができれば、心に余裕が生まれて視野が広がり、さらにワンステップ成長できることになるでしょう。

ピンクのバラの優しい雰囲気から、心の中のさまざまな感情を受け入れて楽になれるのです。

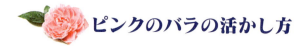
ピンクのバラの活かし方

❋花の特徴

　上品で多くの人に好感を持たれるピンクのバラは、お花を贈りたい相手が、今、どのような気持ちなのかわからない場合であっても、花束やアレンジに加えると、好印象を与える花としてまとめ上げることができます。

　ただし、万人受けする分、無難な花束として印象に残らない場合もあります。個性的なラインがでるグリーンの葉などを使い、変化をつけてまとめてみましょう。

❋飾り方

● 鏡の側に飾りましょう

　ピンクを見ると、気持ちだけでない身体の変化が起き、女性ホルモンのバランスを整える効果があるといわれており、美肌効果が期待できます。

　体調がつらいときや感情面で不安定になっているときにはピンクのバラを身近に飾るといいでしょう。可憐なピンクのバラを鏡の側に飾ると、心に優しさが広がって自分に優しく、愛おしく、愛される自分になろうという気持ちになれるはずです。

　また、ピンクは体を温めるので、寝室に飾る花としても適しています。

❋贈り方

　ピンクのバラをプレゼントして喜ばれるのは、感情のコントロールができなくて落ち込んでいる人や、イライラしてしまう人です。ピンクのバラの優しい雰囲気が心を癒してくれます。

　また、人の役に立つ仕事をしている女性（医療職、介護職や保育士さんなど）に「誰かのためだけでなく、あなた自身も大切にしてください」というメッセージを込めて贈ると喜ばれます。

相性のよい花材

明るいグリーン

ピンクバラの柔らかさには明るいグリーンの葉がよく合います。曲線やフリルを描く葉やグリーンの色のコントラストを楽しめるような葉を選び、一緒に飾ってみましょう。

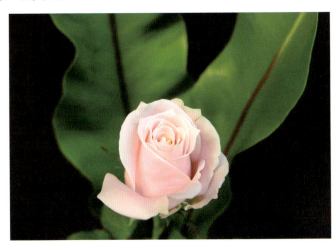

気づきのレッスン Memo

　この花を見て感じたこと・気づいたこと、花を見て思う自分自身について、また、この花をどのように活かしたいか等々、気づいたことを書き留めておきましょう。

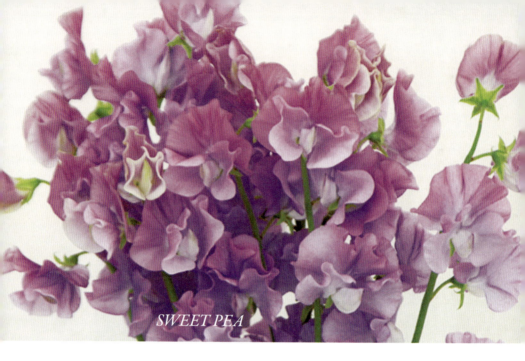

SWEET PEA

スイートピー（紫、ピンク）

スイートピーはやさしい女性らしさを感じさせる花。さまざまな色と香りから、身近に飾ると幸福感が高まり、安眠効果も得られます。

花セラピー言葉	やわらかさ　淑やかさ　かわいらしさ
原産国	イタリア南部　シチリア島
代表的な国内生産地	宮崎県

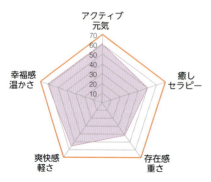

✿この花が気になるのは…
優しいいたわりの言葉がほしいとき

✿こんな人にプレゼントしよう！
守ってあげたい人へ

✿こんなときにはこの花を飾ろう！
自分が女性であることを受け入れたくないとき

スイートピーの花セラピー

✤花心理グラフによる花の分析結果

　花の心理効果の調査から、この花には、「やわらかさ」「淑やかさ」「かわいらしさ」を感じる人が多くいました。

　花心理グラフを見ると「幸福感・温かさ」が高いということがわかります。ピンクのスイートピーと、ピンクが多く混ざったラベンダー色のスイートピーを組み合わせて身近に飾ると、心が温まり、充実感や幸福感が高まるという結果となりました。

　この花の薄い紫は、水色とピンクが混ざっている色で、優しいけれど、現実的で献身的に尽くしてくれる芯の強い女性を思わせるようです。花の心への効果を調べた結果、薄い紫のスイートピーに「母親」を投影する人が多くいたということがわかりました。

✤この花によって得られる心の成長

●自分の女性性と向きあう

　スイートピーのピンクは、自分が女性であることを受け入れたくないときに遠ざけたいと感じる花です。例えば、社会で女性だからという理由で、自分の立場がなかなか認められないとき、女性だから苦労しなければならない葛藤があるときは、この花を見たくないと思ってしまうことがあるようです。

　この花のピンクには濃い色と薄い色とがありますので、自分と向き合い、自分の心の状態をじっくり感じて、ただ遠ざけるのではなく、薄い色から選んで段階的に飾ってみましょう。

●誰かに頼りたいときに

　ピンクのスイートピーが気になるのは、甘えたいときです。「誰かに助けてほしい」「誰かに頼りたい」という思いがあるときには、この花が視界に飛び込んでくるでしょう。また、おしゃれを楽しみたいときや、女性として生まれた喜びを楽しみたいときにも、この花が気になります。

スイートピーの活かし方

❋花の特徴

　スイートピーは、花びらがフリルのラインを描くかわいらしい雰囲気があります。茎は細く柔らかいラインで、可憐で優しい女性を思わせます。透明な花瓶から柔らかな茎を見せるように飾ったり、白やベージュなど花の色が引き立つ色の花器に飾ると癒しを感じます。

　この花が国内に出回るのは12月～3月です。この花とチューリップやフリージアなど春の花とを組み合わせてアレンジすることで、季節を感じ、春を楽しみましょう。

❋飾り方

- 睡眠によって心のバランスを整えたいとき

　薄いピンクと薄い紫を組み合わせて寝室に飾ることをお勧めします。

相性のよい花材

黄色や白のスイートピー

スイートピーが楽しめる季節は限られます。癒しを感じたいときは白や薄いピンク、明るさを感じたいときには濃いピンクや黄色、オレンジなど、色とりどりの旬の花のパワーを楽しみましょう。

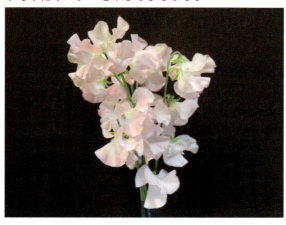

リラックスした眠りは心の健康に不可欠です。長時間眠っても疲れが抜けないときは、眠っていても緊張感が手放せていないときです。
　スイートピーは、フルーティーな香りやバラのように甘い香り、またハーブのようなフレッシュな香りなど、さまざまな香りを楽しめます。紫のスイートピーはラベンダーの色からも安眠効果が期待でき、ヨーロッパでは、寝室のルームフレグランスとして親しまれています。
　「最近、眠れない…」と気になったら、軽い運動やゆったりとした入浴、そして、スイートピーを寝室に飾って早めにベッドに入るよう、日常を見直してみましょう。

❁贈り方

　紫色のスイートピーは「心が傷ついて癒されたい人」や「自分が変わりたいと思っている人」に、ピンクのスイートピーは「元気になってほしい人」、「応援してあげたい人」にプレゼントしましょう。それぞれの花に、「あなた自身を大切に、ゆっくり休んでくださいね」というメッセージを添えて贈ると心に響きます。

気づきのレッスン Memo

　この花を見て感じたこと・気づいたこと、花を見て思う自分自身について、また、この花をどのように活かしたいか等々、気づいたことを書き留めておきましょう。

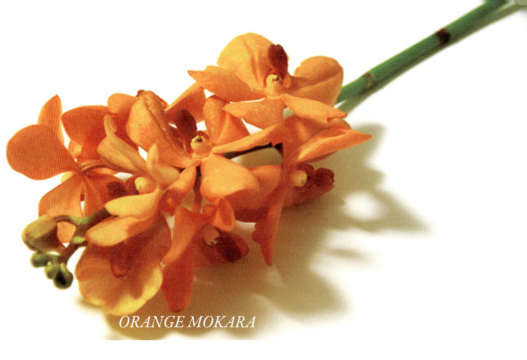

ORANGE MOKARA

モカラ（オレンジ）

オレンジのモカラは癒されて、元気になれる花。苦しみの後に感じられる喜びにこそ、人生の宝ともいえる大きな感動があるのです。

花セラピー言葉	温かさ　元気　癒し　輝き
原産国	東南アジア
代表的な国内生産地	沖縄県

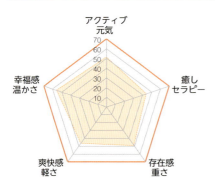

✾この花が気になるのは…
おそれを手放して自分の未来を描きたいとき

✾こんな人にプレゼントしよう！
緊張から解放されて自由になってほしい人へ

✾こんなときにはこの花を飾ろう！
自分の弱さを受け入れて成長したいとき

オレンジのモカラの花セラピー

❋花心理グラフによる花の分析結果

この花に、「温かさ」「癒し」「元気」「輝き」という言葉をイメージした人が多くいました。花心理グラフでは、「幸福感・温かさ」が高く、ついで「存在感・重さ」が高いという結果となりました。

これらのことから、この花には穏やかさと強さの両方が感じられるということがわかり、心の力を緩めると同時に前向きで行動的になれるパワーがあります。

また、この花は、他の花に比べてバランスのよい五角形を描いていると判断できるため、心を整える万能薬的な役割を担う花といってもいいでしょう。

❋この花によって得られる心の成長

●苦労を乗り越えた先の至福

この花の色にタイのお坊さんの法衣をイメージする人がいました。この花には「苦労の先の喜び」「成し遂げた後の深い充実感」「希望の光」という感想を持つ人も多く、単なる明るさではなく、苦しいことを乗り越えた先の解放感がイメージされるようです。単に楽しいことを思い浮かべるだけではない「歓喜」や「至福」を感じる花といえるでしょう。

●未来へ向けて開かれた可能性を感じる

心理学では、人間の心の成長において、大きな苦しみを味わったからこそ、深い喜びを感じられるようになるという考え方を大切にします。お金と時間さえあれば、大きな感動に出会える体験はいくらでもできるかもしれません。しかし、本当の人生の宝となる経験は試練の先にあり、これに向き合って乗り越えた人にこそ、身体の底から味わえる喜びが得られるのです。

この花が気になるときは、「おそれを手放して自分の未来を感じたいとき」です。この花の力強さから未来へ向けて開かれた可能性を感じてみましょう。

オレンジのモカラの活かし方

✲花の特徴

　モカラは、飾り方によっては花束やアレンジメントのメインになる花です。花弁のボリュームや花の数、花の大きさや茎の長さ、他の花との見栄えなどをよく比較しながら使うようにします。

　一見、デンファレのような雰囲気がありますが、デンファレよりも茎が太く、花弁は細く、触るとしっかりしていることがわかります。

　国内では沖縄で生産されていますが、その数は少量で、ほとんどがタイやマレーシアから輸入されてきます。そのため、長旅にやや疲れたように見える花もありますので、モカラを買うときは、花屋さんに花持ちの期間や水あげの方法などを教えてもらうとよいでしょう。

相性のよい花材

赤のグロリオサ
赤のグロリオサから力強さと地に足がつく安定感（グラウンディング）を感じ、おそれと向きあうパワーを感じましょう。

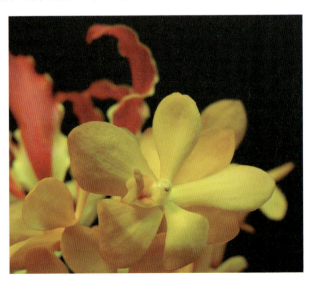

❁ 飾り方

● 辛いことに向き合う前に

　この花はオレンジの他に黄色やピンク、紫、赤など種類が豊富です。パワーを感じたいときは赤や黄色を、落ち着きを感じたいときはピンクや紫を飾りましょう。ただ、一つひとつの花に存在感があるため、何色もの花を混ぜて生けてしまうとお互いの個性を消してしまうことがあります。

　オレンジのモカラは、辛いことに向き合う前に身近に飾ったり、プレゼントにするとよいでしょう。

　また、いったん、水を吸うと蒸発しにくく長持ちし、寒さよりも熱さに強い花でもあるため、ハワイアンレイに使われます。

❁ 贈り方

　この花は、新しい方向へ心を駆り立てる花でもあるので、もうすぐ退院する人や休職中で職場復帰に向かう人に贈ると喜ばれるでしょう。また、これから偉業を達成しようとする人にメッセージと共に贈っても心に響きます。

気づきのレッスン Memo

　この花を見て感じたこと・気づいたこと、花を見て思う自分自身について、また、この花をどのように活かしたいか等々、気づいたことを書き留めておきましょう。

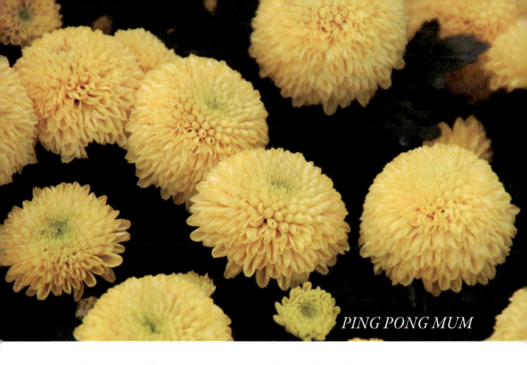

PING PONG MUM

ピンポンマム(黄色)

テンションが上がりワクワクする黄色いボールのような花。人と人との輪を大切にしたいときに飾ると効果をあらわします。

花セラピー言葉	元気が出る　なごむ　温かい
原産国	ヨーロッパ　アメリカ　中国
代表的な国内生産地	愛知県　福岡県　沖縄県

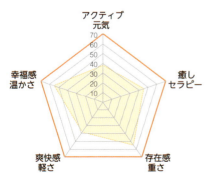

❋この花が気になるのは…
テンションを上げて、みんなと楽しみたいとき

❋こんな人にプレゼントしよう！
自由な発想をもって、心を弾ませてほしい人へ

❋こんなときにはこの花を飾ろう！
一人ひとりの個性を尊重したいとき

黄色いピンポンマムの花セラピー

❋花心理グラフによる花の分析結果

　黄色いピンポンマムは丸い形で、優しい雰囲気があり、明るく楽しい気分になれる花です。卓球に使うボールのように丸い形をしているのでピンポンマムという名前がついています。

　花心理グラフでは、はずむボールの印象から「爽快感・軽さ」が高い結果となると予想されていましたが、「存在感・重さ」「幸福感・温かさ」が高いという結果となりました。

　この花からは「元気が出る」「暖かい」「和み」という言葉をイメージする人が多く、明るさや優しさを感じさせる花として親しまれています。

❋この花によって得られる心の成長

● 人と人との輪を大切にできる

　ピンポンマムが気になるときは、人と人との輪を大切にしたいときです。みんなで集まってワイワイ、ガヤガヤ楽しみたいときにこの花が視界に入ってきます。心のテンションを上げたいときや自分のユニークさを発揮したいときに飾ると効果を発揮します。

● 本当の仲間づくりの大切さに気づく

　人間は成長段階と共に複数の人と輪が作れるようになる心のスキルを学びます。幼い頃や精神的に未熟なときは、「私（I）」しか大切にできないものですが、成長と共に「あなた（You）」や「私たち（We）」を大切にしたいという意識が心に芽生えてきます。

　この心の成長と共に周りや仲間を大切にできる行動が伴うと、成熟した大人としての姿勢が身につき、人と人との助け合いや困ったときはお互いさまなど、人と繋がる優しさが心に育ちます。

　この花の優しい存在感、多くの花弁が集まって1つの形を作り上げている様子から、一人ひとりの個性を尊重しながらも自分の個性を発揮できる「本当の仲間作り」の大切さに気づいてみましょう。

黄色いピンポンマムの活かし方

❋花の特徴

　菊の花は、海外からのものは「マム」とよばれ、国内にも広がってきています。菊の花は仏花に使われることが多いですが、この花のユニークで愛らしい形から、菊の花であってもプレゼント用の花束やお祝いのアレンジメントにも使われ、菊の花は仏花用というイメージを大きく変えた花として広く知られるようになりました。

　ピンポンマムは、花束やアレンジメントのメインの花として使うことができますが、他の花を引き立てる花として使える花です。この花の個性と他の花との組み合わせも楽しみながら飾ってみましょう。

相性のよい花材

緑の葉２種

グリーンの葉は視野を広く持ちたいときに飾ると効果的です。濃い色と明るい色の葉や雰囲気が違う２種類の葉を黄色いピンポンマムと一緒に飾ってみましょう。

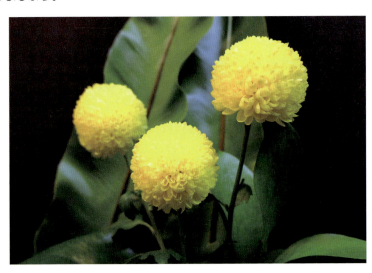

❋飾り方
● 家族や親戚が集うお祝いの席

　黄色いピンポンマムは社交的に多くの人との関わりを楽しみたいときに身近に飾るといいでしょう。これまでの価値観や多くの人が無難だと思う古い枠を超えて楽しみたいときに飾ると効果的です。多くの人との楽しいコミュニケーションや、楽しい輪作りがしたいときにも心に響くでしょう。例えば、お正月などの家族や親戚が集まる席に届けると喜ばれます。松や千両などと一緒に黄色のピンポンマムを飾れば、華やかで楽しい席の素晴らしい演出となるでしょう。

❋贈り方

　ピンポンマムをプレゼントして喜ばれるのは、明るくて、元気で社交的な人です。周りにいつも多くの人がいて、多くの人が集まってくるアイドル的な雰囲気を持っている人に贈ると喜ばれるでしょう。

　また、固定観念にとらわれずに、自由な発想でのびのびしている人にも好まれる花です。

気づきのレッスン Memo

　この花を見て感じたこと・気づいたこと、花を見て思う自分自身について、また、この花をどのように活かしたいか等々、気づいたことを書き留めておきましょう。

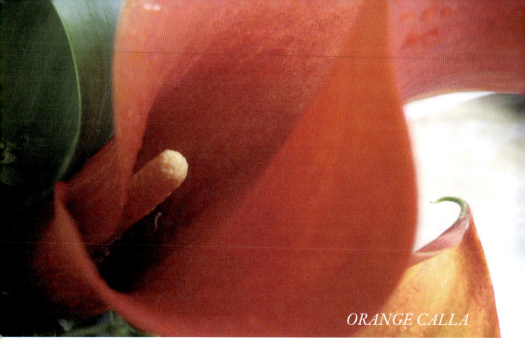

ORANGE CALLA

カラー（オレンジ）

凛とした雰囲気と個性的な色合いから、「覚悟を感じる」「潔く決断する」イメージを持つオレンジ色のカラー。自分の存在価値を見いだせる花です。

花セラピー言葉	自信　凛とした　楽しい　個性的
原産国	南アフリカ
代表的な国内生産地	千葉県　熊本県

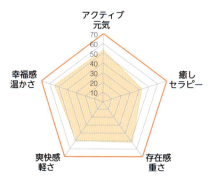

✤この花が気になるのは…
心の内にある隠れた才能が発揮できるとき

✤こんな人にプレゼントしよう！
自分本来の価値を見失っている人へ

✤こんなときにはこの花を飾ろう！
自分磨きがしたいとき

オレンジのカラーの花セラピー

❋花心理グラフによる花の分析結果

オレンジのカラーには「自信」「凛とした」「個性」という言葉をイメージする人が多くいました。また「存在価値」や「自分にしかできない唯一のこと」という言葉を思い浮かべた人も多かったことが1つの特長となっています。

花心理グラフからは「幸福感・温かさ」が高く、次いで「アクティブ・元気」が高いという結果がわかりました。このことからこの花には、自分の存在価値に興味を持って、さらに充実させたいというメッセージがあることが考えられます。

❋この花によって得られる心の成長

● 自分を信じて決断する

オレンジのカラーには凛とした雰囲気と深いオレンジの色があるので、「覚悟を感じる」「潔く決断する」というメッセージを得た人が多くいました。この花の茎に葉はなく、花弁は1枚だけが大きく咲いているというスッキリとした存在感があるせいか、「あるがままに真っ直ぐに進む自分自身」をイメージした人が多くいました。

この花が気になるときは、「人生の岐路に立って大きな決断をするとき」「周りに依存することなく自分が信じる選択がしたいとき」です。

● 自分とは唯一無二の存在

私たち人間には、時に誰の助けも受けずに乗り越えなければならない課題が目の前にやってくることがあります。たとえ、その課題をうまくやり過ごすことができたとしても、その課題から必要な学びを得ないと、また同じような課題がやってきて、気がつくといつも同じような人や同じようなことで悩み、いつしか悩みがつきまとって苦しんでしまうことがあります。こんなときに助けになるのはこの花のパワーです。

「この課題は、唯一、私だから向き合うことができる」という力強さを得て、自分の存在価値に自信を持ちましょう。

オレンジのカラーの活かし方

🌸 花の特徴

　カラーの花は、1枚の花弁が楽器のラッパのような形をしています。花の中でも目立つ雰囲気を持ち、花弁は大きく茎が太くて長いので、大きめの花束やアレンジメントのメインとして使われます。

　オレンジのカラーは、一瞬で人を惹きつける華やかさと存在感があります。多くの人に影響力があるリーダーシップやカリスマ性を発揮できる花として、花束やアレンジメントなどにとり入れるとよいでしょう。

　また、この花は茎の明るいグリーンが爽やかさを表現してくれることも魅力の1つです。ただし、茎の中心がやや柔らかいため不安定感を感じる場合があるので、茎がとけやすい夏場に飾るときは注意が必要です。

相性のよい花材

白いトルコ桔梗
「不要なものを手放して整理する」という意味がある花と一緒に飾って、自分の純粋な強さを感じてみましょう。

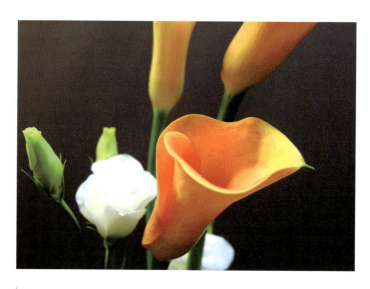

❋飾り方
● 辛いことに向き合う前に

　オレンジ色は、果物のオレンジやみかんなど太陽の陽を浴びて育つ食べものが思い浮かびます。色の持つイメージから、この花には、周囲に与える元気や笑顔、温かさが伝わるので、社交性を持つ花として活用してみましょう。

　受験勉強を頑張っている子どもがいる家庭なら、日頃の努力が実を結ぶよう想いを込めて飾ってみましょう。ただし、黄色の花を組み合わせてしまうと集中力が欠けてしまうことがあるため、注意が必要です。落ち着いてじっくりと学びを深める場には白やブルー、グリーンなど、落ち着きを意味する花材と組み合わせるといいですね。

❋贈り方

　この花は、「日頃からみんなのために力を尽くしているグループのリーダー」や「もっと自分の力に自信を持ってほしい人」へメッセージとともに贈ると心に響きます。

気づきのレッスン Memo

この花を見て感じたこと・気づいたこと、花を見て思う自分自身について、また、この花をどのように活かしたいか等々、気づいたことを書き留めておきましょう。

花のいのちと花セラピー ──花のお里帰り

　花セラピーはガーデニングとは違い、花を育てることは基本的にはしませんが、私は切り花が生まれる場所、花の生産農家さんの花畑によく足を運びます。なぜ花畑に足を運ぶのかというと、私は花のいのちが生まれる場所に興味があり、敬意を表したいと思うからです。

　花を生けることを生業にしている人のほとんどは花畑に出向くことなどしないでしょう。しかし、花屋に花が自然発生的に育つはずもなく、私たちが美しい花々を楽しめるのは、農家の方々が大切ないのちとして手塩にかけて花を育ててくださるからなのです。

　地球温暖化による異常気象により、花を育てることは年々厳しくなっています。そのような環境の中で、台風と戦い、雪にも負けずに身体をはって花を育てている人たちが、毎日、日本中で、世界中で頑張っているのです。

　このことは、「花を生業にするのであれば、花のいのち、農家の方々のご苦労、また大地への感謝を忘れてはならない」として、認定花セラピストコースの各テキストにも載せているほどです。

　以前、高知県の生産農家さんと一緒に「花のお里帰り」というイベントをしました。それは、花セラピーで飾った花（ブルースター）が枯れた後に、花が育った畑にお返しするという内容です。枯れた花を農家に返すなんて突拍子もないことのように思えるかもしれませんが、これは、「人間だって故郷の土に帰りたい。それは花も同じではないか」との想いから、枯れた花をゴミとして捨ててしまうのではなく、「お役目を終えた感謝すべき花」として、生まれ故郷である畑にお返ししようという発想です。

　お役目を終えた花をお返しするときに、ブルースターによって心がどのように癒されたのかを、花を飾った人々からの感想として農家の方々にお伝えしました。花のいのちの輪を感じ、生産農家さんから消費者までを花で繋ぐといったねらいもあったこのイベントから、今では1輪の花のいのちを大切に感じようという、「1輪の花のセラピー」というワークショップが生まれ、毎年、多くの方にご参加いただいています。

第 **3** 章

おもてなしの花贈り

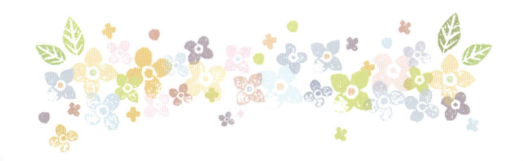

① プレゼントに活かす花セラピーの基本

　花セラピーは、その人の性格やその人に必要なメッセージを花で伝える"おもてなしの花贈り"です。花束やフラワーアレンジメントにとり入れて、花を贈るシーンに花セラピーを活用しましょう。

 ## 花贈りの3つのポイント

　花セラピーの花贈りは、花が主役ではなく"人の心が主役"と考えます。花を綺麗に見せると同時に、花と性格、花と心理状態がリンクしていることを念頭におき、花を贈る相手(花を贈られる人)の心にぴったり合った花を選ぶことに重きをおきます。

> 《花セラピーの花贈りの3つのポイント》
> ① 花を贈る相手（花を贈られる人）の**性格や個性に合う花**
> ② 花を贈る相手（花を贈られる人）に**いま必要な花のパワー**
> ③ 花を贈る相手（花を贈られる人）の**性別、年齢、嗜好**

　主にこの3つに着目し、花を選び、花を組み合わせて、花束やアレンジメントをまとめます。

　花を贈ることは、贈られる人にとっても、贈る人にとっても素敵な体験です。第2章の各花の花セラピー言葉や「こんな人にプレゼントしよう」を参考に、あなたにしか選べない"世界で1つだけの特別な花"を贈りましょう。

② シーン別花セラピー
贈る人に喜ばれる花選び

 誕生日

　誕生日とは、この世に生まれたいのちへの喜びを祝う日です。これまで重ねてきた年月への感謝と、また新たな1年を健康で楽しく過ごせるよう、想いを込めてお祝いの花を贈りましょう。

花贈りのポイント

- 誕生日の花を選ぶときには、贈る相手のこれまでの人生への敬意や新たな1年へのパワーとなるような花を選んでみましょう。
- 誕生日は、その人にとってオンリーワンの日。ありきたりなものを贈るより、その人らしさを思いきり演出した個性的な花束など、サプライズが起きるような花を選ぶといいでしょう。
- 花を手渡しできない場合には、メッセージカードで花セラピーの意味を伝えるとさらに喜ばれる花贈りとなります。

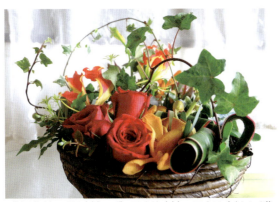

使用花材：バラ（赤）、グロリオサ（赤）、モカラ（オレンジ）など

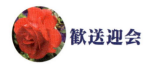 ## 歓送迎会

　歓送迎会は、職場が変わる人を感謝して送り出す、また、新たな人を歓んで迎え入れて激励する会です。

> **花贈りのポイント**
>
> - 送別会では、お別れの意味より今後への激励の意味を込めた花を贈るとよいでしょう。
> - 歓迎会では、「温かく輪に迎え入れます」という意味や、「仲間となって一緒に頑張りましょう」という意味のメッセージが花を通して伝わるとベストです。
> - 歓送迎会では、主役の方に花を贈るシーンが場を盛り上げる大切なセレモニーとなるため、華やかさや豪華さを重視した花束が喜ばれます。職場や会に関わるたくさんの人の想いが花に込められていることがひと目で伝わるような花を選んでみましょう。
>
>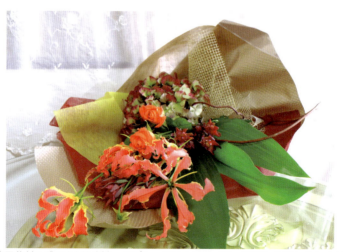
>
> 使用花材：グロリオサ（赤）、スプレーバラ（オレンジ）、葉ラン（グリーン）など

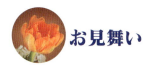 ## お見舞い

お見舞いでは、災難や事故によるケガを負った人や病気の人に慰めの気持ちが伝わる花を贈りましょう。

> **花贈りのポイント**
>
> - 主に癒しを意味する花を中心に贈ることをお勧めします。ただし薄い色や白だけで花をまとめてしまうと弱々しい雰囲気になってしまうので、今後のパワーが引き出されるような演出を心がけましょう。
> - 病気だからといって単に元気な花を贈ればいいというものではありません。元気のでる花と決めつけずに、その人の心の状態に合わせた花を選ぶようにします。
>   例1）もうすぐケガが治って動けるようになる人には、黄色やオレンジなど行動的になれる花を。
>   例2）長期の静養が必要な方には明るい色より精神的にやすらげるピンク系を中心とした色味の花のほうがいいでしょう。
> - 同じ植物でも鉢植えは、根付く（寝付く）を意味することから、お見舞いの花には適さないことを忘れずに覚えておきましょう。
>
>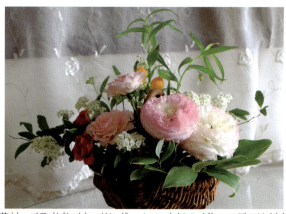
>
> 使用花材：バラ（ピンク）、サンダーソニア（オレンジ）、コデマリ（白）など

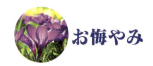 お悔やみ

　お悔やみの花は、突然の訃報にありきたりな花を贈ってしまいがちですが、ご遺族へのいたわりの想いが伝わる花を贈りたいものです。

> **花贈りのポイント**
> - 以前は、お通夜やお葬式には菊などの和花が中心でしたが、最近は葬儀に対する価値観が多様化し、ランなどの洋花や生前にその人が好きだった花が祭壇に捧げられることも多くなっています。
> - 公の葬儀の場には白とグリーンを中心とした盛り花が無難ですが、お悔やみの花を家庭に贈る場合は、亡くなった方との思い出の花や、その方が好きだった色の花を贈るというのも一案です。

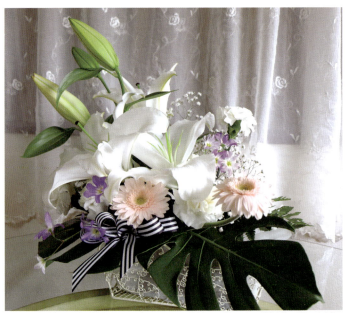

使用花材：百合（白）、カーネーション（白）、ガーベラ（薄ピンク）など

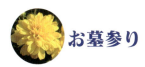 **お墓参り**

　墓参りでは、ご先祖様に感謝と敬意の気持ちを、花を通して捧げましょう。お墓にお供えする花は、「なるべく咲いている花がよい」ということをご存じですか。屋外にあるお墓は天候に左右されたり、鳥についばまれたりする可能性が高いため、花の寿命が全うできるかわからない環境にあるからです。花が蕾のまま枯れてしまうことのないように、できるだけ咲いている花を選びましょう。

花贈りのポイント

- 仏壇にお供えする花には、水を替えるなどの手入れができるため、蕾が多い花を選んだほうが長くお供えできます。
- お墓や仏壇には、棘のない花を飾るほうがいいと一般的にいわれていますが、あまり頑なになりすぎず、故人が好きだった花を飾りましょう。時には自由に花を選ぶこともお勧めです。

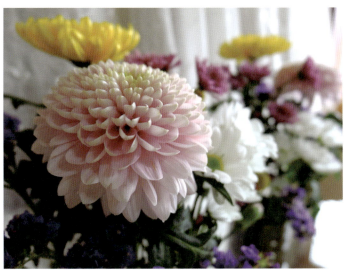

使用花材：マム（ピンク、黄色）、スプレーマム（白）、スターチス（紫）など

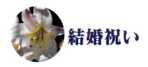 ## 結婚祝い

　これからの人生をともに歩みはじめた2人を華やかな花束でお祝いしてあげましょう。しあわせを祈る気持ちをメッセージに添えて、心から祝福の花を届けます。

> **花贈りのポイント**
>
> - 結婚の花贈りは、白とピンクが代表的な花となる場合が多いですが、新婦の好みや年齢によって変化をつけることをお勧めします。
>   例1）20代～30代前半の新婦には、白とピンクの花を中心に。
>   例2）30代後半から40代以上の新婦には、白とピンクに落ち着いた色味の花を加えるなどの心配りが必要です。
> - 可愛い花～大人の女性の雰囲気の花まで、新婦の個性に合ったものを贈ることに気を配って、花を選んでみましょう。

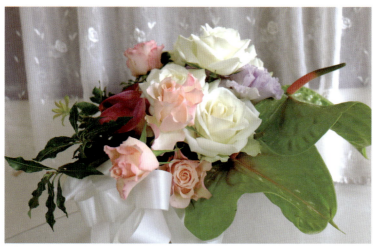

使用花材：バラ（白、ピンク）、アンスリューム（グリーン）、カラー（ピンク）など

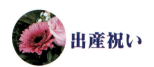 ## 出産祝い

　新しいいのちの誕生は、最もしあわせな瞬間です。「おめでとう」「お疲れさま」の気持ちをこめて、優しく明るい色の花を贈ります。出産の花贈りは、どのタイミングで、どこに贈るかによって、花選びが変わってきます。

花贈りのポイント

- 出産直後、まだ入院中のお母さんに贈る花は、癒しや優しさが感じられる花を。
- 退院後に贈るのであれば、小さな赤ちゃんがイメージされるようなかわいらしい花を贈るといいでしょう。
- フラワーアレンジの中に人形やぬいぐるみなどを一緒に飾って贈るのも一案です。
- カスミソウは英語で"ベビーブレス（赤ちゃんの吐息）"です。アレンジにカスミソウを加えてみるのもいいでしょう。

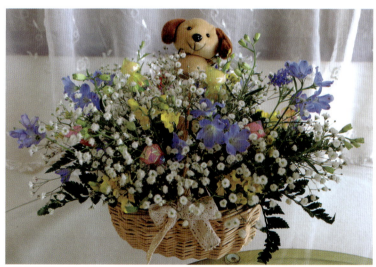

使用花材：オンシジューム（黄色）、デルフィニウム（青）、カスミソウ（白）など

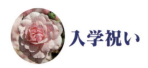 **入学祝い**

　入学祝いは、子どもの成長や新たな門出の喜びをともに祝うものです。子どもの才能が開花する、努力が実を結ぶという思いが伝わる花を贈りましょう。

> **花贈りのポイント**
>
> ● 入学のお祝いに贈る花は、子どもの年齢に合わせた花贈りを知っておくと便利です。
> 　例1）小学校、中学校への入学の場合は、子どもが花を見て「可愛い！」と喜ぶような明るい色味のものを選びます。
> 　例2）高校・大学への入学の場合は、将来に向けて希望が感じられるようなメッセージが伝わるように花を選んでみましょう。
>
>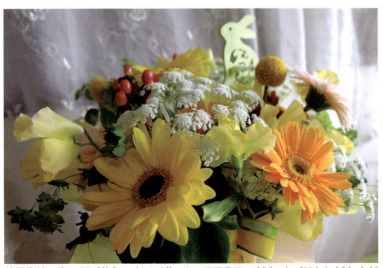
>
> 使用花材：ガーベラ（黄色、オレンジ）、レースフラワー（白）、ヒペリカム（赤）など

3 花を長く楽しむ方法
花にもおもてなしの心でお手入れを

　花セラピーでは、プリザーブドフラワーや造花は使わず、生花のみを使用します。なぜなら、花も人も生きているいのちであり、花のイキイキとした生命力を感じることを癒しと考えるからです。

　生きているいのちである花が長持ちする方法で、花の手入れにも気を配りながら花セラピーを楽しみましょう。

 花を長持ちさせる方法

❶水切り

　水切りとは、花の茎の根元を水に入れて茎の先端から2〜3cmの辺りを水中で切ることです。水中で茎を切ると茎の中に空気が入るのを防ぐため、水圧による水あげの効果を高めます。

　水中で茎を切るときは、切り口の断面を斜めにすると水の吸い口が広くなるので効果的です。ほとんどの植物が水切りによって水あげができます。

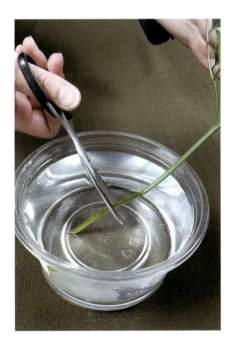

❷湯あげ

　湯あげとは、水切りした後に花や葉の部分を新聞紙などでくるみ、茎の先端から 3 〜 4 cm を沸騰したお湯に 15 秒ほど浸け、その直後、茎の先端から 10 〜 15 cm を冷水に浸けて冷やす方法です。

　茎の切り口から出る有機物質がバクテリアを繁殖させ、花を腐らせる原因になるため、茎の切り口を熱湯で刺激を与えて消毒し、瞬時に吸水させることで水あげをよくします。

　シャクヤク、マーガレット、ストックに有効な方法です。

❸焼く

　花の茎の部分を火で焼いてバクテリアの繁殖を防ぎ吸水しやすくする方法です。

　茎の根元を焼く際には花や葉が乾燥しないように新聞紙を濡らしてくるんでから茎の根元を焼きましょう。茎の根元の 2 〜 3 cm が炭のように黒くなったら冷水に入れて一気に冷やします。

　アジサイ、ダリア、クチナシ、バラなどに有効です。

❹水は毎日替える

　茎の切り口からは常に有機物が分泌され、バクテリアを発生させます。これが花を腐らせる原因となるため、花瓶の水は毎日、新鮮なものに替えることをお勧めします。

　とくに気温が高い夏はバクテリアの繁殖が盛んになるため、まめに水替えをしましょう。

❺花瓶に水を多めに入れる

　植物は吸い上げた水を葉から蒸散させています。水が不足しないためには花瓶の水は多めに入れておきましょう。ただし、ガーベラなど茎が腐りやすい花は水を少なめにするとよいでしょう。

　また、水に葉が浸かってしまうと花が早く腐ってしまうので、根元の方の葉は取り除いておきましょう。

❻低温の場所に飾る

花を長持ちさせるには、なるべく気温の低い場所を選んで飾ることをお勧めします。気温の高い所や陽当りのよすぎる場所は、水が腐りやすく、花の呼吸が早くなるため、花の劣化が早くなります。

また、窓辺など昼夜で気温差が激しい場所も、花を飾るのには適しません。

❼エアコンの風を避ける

エアコンの風があたる場所に花を置いてしまうと、花や葉から水分が奪われ、花が早く枯れてしまいます。とくに茎が細い花、花弁が薄い花は乾燥に弱いので、エアコンの風は避けて飾りましょう。

❽霧吹きで上手に水分を補う

花のみずみずしさを保つために、1日1回、茎や葉に霧吹きで水を吹きかけることをお勧めします。気温が上がる前、朝のうちに済ませておくとベストです。

水を吹きかけておくことで植物の表面の温度を下げて長持ちさせる効果があります。

花セラピー Check ❷《プチうつ解消》

現代人の5人に1人が「うつの初期症状」といわれる時代。まずは、早期発見が重要です。ご自分の日々を振り返ることでうつは未然に防げることがあります。以下の9つの項目のうち、当てはまるものにチェックをつけてみてください。

■ ストレスチェック

① 気分が沈む ☐
② 不安になる ☐
③ イライラする ☐
④ 寝つきが悪くなる ☐
⑤ 朝早く目が覚める ☐
⑥ 夜中に何度も目覚める ☐
⑦ 食欲がない ☐
⑧ 風邪のような症状が続く ☐
⑨ 胃腸が悪い ☐

9つのチェック項目のうち、半分以上が思いあたるのであれば、ストレス解消、気分転換に気を配る必要があります。うつの初期症状が気になる方は、次の4つを心がけることが大切といわれています。

❶ 頑張りすぎない
❷ 日光にあたる
❸ 涙を流す
❹ ストレスをためない

ただし、そういわれても、なかなか実行できないのが現実です。そんなときには、お花を飾って心を整えることも1つの対処方法です。
　あれこれ思い悩むよりも、花を飾るといったシンプルな方法のほうが状況に変化が起きることもあります。1つのストレス解消として、花の心理効果を取り入れてみてはいかがでしょうか。

花セラピーで心の疲れを解消する―こんなときにはこの花を！

❶頑張りすぎない　オンシジューム

　　力を抜いて楽観的に物事を捉えることができる花

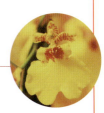

❷日光にあたる　ヒマワリ

　　爽やかな青空と太陽をイメージさせる花

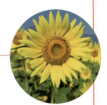

❸涙を流す　ブルースター

　　泣きたいときに心によりそう花

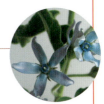

❹ストレスをためない　黄色のガーベラ

　　明るさ、元気さが湧き上がる花

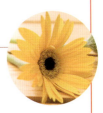

※　ここで紹介した花セラピーは、あくまでもうつと思われる状態への対処法であり、うつ症状の治療とは異なるものです。気分の落ち込みが激しい、眠れない、摂食行動の問題など、日常生活に支障をきたすうつ症状の場合は、医師か専門のカウンセリングへご相談ください。

第 **4** 章

国際花と緑のセラピー協議会と
花セラピスト検定

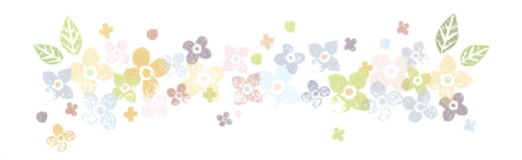

1 国際花と緑のセラピー協議会の概要

　一般財団法人国際花と緑のセラピー協議会は、東日本大震災の前日2011年3月10日に産声をあげました。心の癒しがテーマとなる時代にまるで後押しされるかのように、多くの方々の想いが実を結んで誕生した団体です。

　震災後、被災地宮城県石巻市仮設住宅で花セラピー教室を繰り返し開催（2017年3月までで22回の支援、赤い羽共同募金の助成対象となる）し、東北以外の各地でも「認定 花セラピストインストラクター」が次々と「花セラピスト資格認定コース」（花セラピスト1級、2級）を開催するという広がりを見せています。東北支援他、資格を取得した花セラピストの活動支援も行い、全国に花セラピーの文化を広げ、根づかせるべく活動しています。

　国際花と緑のセラピー協議会は、花の心理効果の調査および研究、実践力ある花セラピストの育成により、世界中の誰もが花の心理効果を日常に取り入れて元気になるように、そして世界中に花で自分や他者の心を癒せる文化が広がることを目的に、日々活動を続けています。

【沿革】
2011年3月10日 発足
2011年4月 第1回 花セラピストコース開始（東京 南青山）
2012年2月 宮城県石巻市仮設住宅による花セラピー支援開始
　　　　　（2017年3月までに22回実施）
2012年4月 大阪にて花セラピストコース開始
2014年5月 新聞一面に花セラピーが掲載（日本農業新聞／全国版日刊紙）
2015年3月 農林水産省玄関への花セラピー作品展示開始

【理念】　花と緑で日本を元気に！そして、世界に発信！

【ヴィジョン】
花による心の癒しを提供できる人を育成し、日本を明るく元気にする。
そして、その文化を世界へ発信し、世界に笑顔の輪を広げる。
花の美と花の癒し効果の融合を図り、新しいマーケットを創出する。

【主な活動内容】
- 花セラピストの育成および活動支援
- 花セラピストインストラクター、花セラピスト1級、花セラピスト2級の資格認定
- 花セラピスト3級 Web 検定
- 花セラピーイベント企画・運営
- 花セラピー関連のセミナー、講演の開催・協力
- 福祉施設、教育機関等への花の心理効果の情報提供・協力
- 企業の福利厚生事業等への花の心理効果の情報提供・協力
- 国、公共団体への花の心理効果の情報提供・協力
- その他

❈ご家庭へ花を
　国際花と緑のセラピー協議会は、「子どもが自分のお小遣いで花屋さんにお花を買いに行く世の中」を実現するべく、花セラピストコースを開催しています。
　お花は生きています。生きている花がご家庭に常にあり、日々話題になることで、人は花の生命エネルギーに触れます。そこから、いのちの尊さや生きているものの温かさを感じ、親から子へ子から孫へと継承されていきます。
　笑顔が素敵なご両親のお子さんは精神的に安定して育つということが心理学的に研究され実証されています。
　気分が明るくなれる心理効果がある花を各家庭に取り入れることで、家

庭が明るく笑顔が満ち溢れた癒しの空間になります。家庭が安定していることで、子供は明るくのびのびと、大人は仕事にパワーを向けることができ、家庭内の安定度がアップします。

✤企業へ花を

日本では、欧米に比べその消費率はとても低く、バブル崩壊後の1997年から、その消費はさらに落ち込む一方です。しかし、職場の「うつ」が問題になっている社会では、気分がリフレッシュし、集中して意欲的に仕事にとりくめる花を飾ることがより効果的です。

国際花と緑のセラピー協議会は、花業界と各企業のマーケティングコミュニケーションを効果的にし、業界や企業の生産力がアップするよう諸活動を推進し、経済不況や職場のメンタルヘルスにも取り組んでいます。

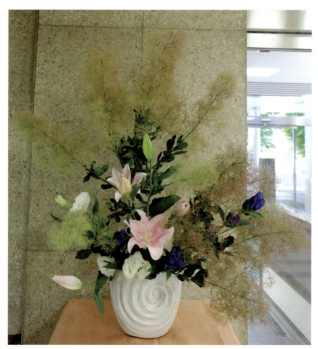

農林水産省の正面玄関に作品を展示し、働く人たちへのメンタルヘルスに"花セラピー"を活用しています。

2　花セラピスト資格認定

　国際花と緑のセラピー協議会では、実践力のある花セラピストを育成すべく、花セラピストインストラクターはじめ各コースの資格認定事業を行っています。

> 《資格認定コース》
> ● 花セラピストインストラクター
> ● 花セラピスト１級
> ● 花セラピスト２級

花セラピストとは？

　花セラピストとは、「人の性格や現在の心理状態に合った花を選び、心のパワーを高める花を提供できる人」です。生活のさまざまなシーンにおいて心理効果が期待できる花の作品を提供することができます。

花セラピスト各コースで学べること、身につくこと

❶花セラピストインストラクターコース
　花セラピストインストラクターは、国際花と緑のセラピー協議会が認定する花セラピストの講師であり、花セラピスト１級、２級および花セラピー体験会＆コース説明会を開くことができます。
　花セラピストインストラクターは、協議会との信頼関係を深め、花セラピーのコンテンツや花セラピストコースを事業とし、花と緑による社会貢献を充分に意識して活動できる社会起業家を目指し、これを実現することを目的としています。

❷花セラピスト1級コース
　相手の性格や心理状態にあう花を選び、心のバランスが整う花を提供できるプロになるためのコースです。
　花を通して対話をし、その人の心が求めている花をていねいに選び、花の癒しを提供します。また、花を通したコミュニケーションを深める花セラピーの個人セッションができるようになります。

❸花セラピスト2級コース
　花で楽しく自分癒し、自分探しができるようになるコースです。自分の心の状態にあった花を花屋さんで選び、身近に飾れるようになります。ご家族や身近な方への花の癒しが提案できるようになることを目指します。

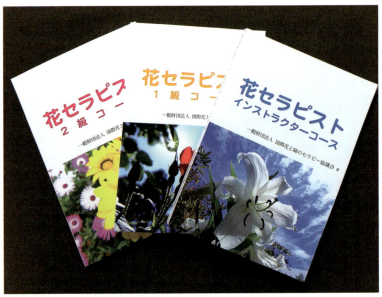

当協会が発行している「花セラピスト」養成のためのテキスト類

3 花セラピスト検定3級について

花セラピスト検定3級とは

　1995年、全国の公立小中学校にスクールカウンセラーが配置されたことにより、心がテーマとなる時代が到来したとみることができるでしょう。これは、阪神淡路大震災、地下鉄サリン事件と同じ年になります。これ以降、働く人のうつ症状、自殺者の増加、家庭内の問題、職場の人間関係など20年以上が過ぎた今も、心の諸問題とは枚挙に暇がありません。今こそ知識や情報に終わらない「具体的な癒しの手法」が求められる時代なのではないでしょうか。

　心の癒しとは、知識や情報の中にあるものではなく、その人の心と身体の中に心地よい実感として湧きあがることが本質です。しかし、インターネットの普及により情報が氾濫し、癒しについても単に知って終わるだけで済ませてしまうことが多くなっているように感じます。

　このような時代に、心理学や癒しについての知識をもち、身近で手にしやすい生花を癒しのスキルとして飾る「花セラピー」を広め、実感のある本当の癒しを世の中に定着させたいというのが、私ども国際花と緑のセラピー協議会の願いです。

　花セラピスト検定3級では、花の心理学である「花セラピーとは何か」について理解し、心を癒す生花の活用法を実践できるための問題を出題しています。

　花を通じた癒しの学びとスキルを身につけることで、あなたとあなたの周りの人々が豊かな生活を送ることを目的とした資格です。

花セラピスト検定3級の内容

【出題内容】
- 花セラピー概論「花セラピーとは何か」
- 花セラピーの活用範囲
- 花セラピーの活かし方
- 花とメンタルヘルス
- 花と心理学の基礎知識
- 各花の癒し効果の基礎知識
- 花セラピストとは─資格認定について

※巻末に検定に向けた練習問題を掲載しています。本書での学習が終わった後にチャレンジしてみてください。

【検定に合格して得られるもの】
- 検定試験に合格し、所定の手続きを経ることで「花セラピスト3級」として公に名乗ることができます。
- 希望者には合格証が発行されます。
- ただし、花セラピスト3級の名称を使用して、有償・無償にかかわらず、花セラピー個人セッションや花セラピー体験会などの講座を開催することはできません。
- これらの講座を開催する場合は、一般財団法人国際花と緑のセラピー協議会が主催する各花セラピストコースを受講し、同協議会の認定を受ける必要があります。

【検定試験実施要綱】

受験資格：花や花の癒し効果に興味のある方であれば、どなたでも受験できます。
受 験 料：5,000円（税別）
受験方法：インターネット受験
受験時間：30分
出 題 数：50問
試験形式：「○×式」と「4択式」
合格基準：7割以上の正解率で合格。ただし、最低限必要な重要項目について正解が少ない場合、合格できないことがあります。
受験申込：国際花と緑のセラピー協議会Webサイト「花セラピスト検定3級申し込み」のページからお申し込みください。
　　　　　（http://www.flower.or.jp/）

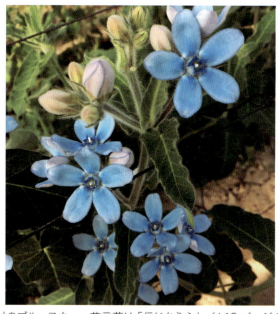

高知県芸西村のブルースター。花言葉は「信じあう心」。（140ページのコラム参照）

④ 花セラピスト *8* マインド
花セラピストとしての8つの心がまえ

　一般財団法人 国際花と緑のセラピー協議会では、花を通して笑顔の輪作りができる花セラピストの育成を目的とし、これが実現できる花セラピストのあり方や心がまえを「花セラピスト8（エイト）マインド」としてお伝えしています。

　この8つを心に置き、皆で成長し、日々前進していきたいと願っています。

1. 自分を大切にしよう

　人に癒しを与えるとは、花や人を大切に思うということです。これを大切に思うとは、まず自分を大切に思うということです。自分が癒されている、自分が大切にされている、自分が愛されている、私が私を好きである、これらを大切に。そして、あなたのいのちと花のいのちに感謝しましょう。

2. 人に与えることで豊かになれることを知ろう

　人は人にしてあげることで心地よさが得られることを感じましょう。物質的に得るものだけが報酬なのではなく、心に得られる心地よさも価値ある財として受け入れてみましょう。他人のことを自分のことのように喜ぶことができれば、お互いの心の中に豊かさが生まれます。人に与えることで自分が豊かになれることを、身をもって体験しましょう。

3. 仲間同士の信頼やコミュニケーションを深めよう

　花を通して心をふれあい、花を通して心に気づく場は特別な場です。この非日常の場、特別な時間で同じ学びをし、花セラピーを共有できる仲間は貴重です。相手と向きあい、ふれあい、語りあってこそ、お互いの確かさ、気持ち、相手の立場が感じられるようになるものです。偏った1つの情報だけで他を判断するのではなく、花の癒しの価値観を共有する仲間同士、お互いに理解しあい、信頼とコミュニケーションを深めあいましょう。

4. 謙虚であろう

　今ある自分、今あるもの、今ある力、今ある結果、今ある実力、今ある実績、今ある存在、今あるいのちは、自分だけで得られたものではありません。これまでの支え、周りの力があったうえでの「おかげさま」が今です。謙虚であることで、これまでのできごとに素直に感謝することができます。素直に他に感謝できる人とは素敵です。そしてまた、周りからの応援を得ることができます。

5. 成長と学びを探求しよう

　心とは奥深い世界です。自分が望めば心の成長は無限に訪れます。「私は完璧で、もう学ぶ必要はない」とおごることで、そこで成長は止まってしまいます。それどころか、おごり高ぶる気持ちはさまざまなトラブルの元にもなりかねません。「自分が成長できる目の前の学びとは何か」ということに興味を持ちましょう。人間とは不完全な存在です。ただ、その不完全さをいのちある限り楽しめ、一生成長し続けることができる存在でもあります。このことに興味を持ちましょう。

6. 静かな情熱と強い意志を持とう

　やりたいことを実現するとは、ただ自分がやりたいことだけをするものではありません。どちらかといえば、やりたくないであろう地味でコツコツとした作業をも手を抜かずに、やりきろうとすることが大切なのです。その静かな芯のある様子ややり続ける姿に、社会は信頼や強さを感じ、その人がやりたいことができる環境がしだいに整ってくるのです。1段1段、階段を上がるようにコツコツと進みましょう。

7. 新しい経験へと1歩踏み出すことを大切にしよう

　花セラピーは新しい花のスタイルです。まだ知られていない分、無限の可能性を秘めています。やみくもに突き進むのは危険ですが、仲間や先輩に相談しながら新しい1歩が目の前に廻ってきたら勇気をもって進んでみましょう。最初から思うような結果は得られなくても、1歩踏み出す前より、進んだ後は何か前向きな変化が起きているはずです。新しいことに向き合ううえでの悩みとは、「前向きな悩み」として、できないことがある悩みを楽しみましょう。

8. 多様性を受け入れて楽しもう

　自分のこだわりの世界を大切にしながらも、他人の世界にも興味をもって共感しましょう。自分とは違った価値観があることを、好奇心を持って楽しみましょう。花セラピーに限らずセラピーとは、その人の心の中に生まれる独自の体験に寄り添うことが大切とされています。花セラピーにふれる方々に寄り添うとともに、花セラピストとして生きる日常でもさまざまな考え、さまざまな感性を柔軟に受け入れ、相手の立場を尊重し、自分の考えも大切にできるあり方を心がけましょう。

5　花セラピストFAQ

Q. 本書にない花を飾りたい場合はどうすればいいですか？

A. 花の色と形が近いものの花セラピー言葉や意味を参考にしてみてください。例えば、ピンクのガーベラなら黄色のガーベラとピンクのカーネーションの2種類の意味を参考に花を選ぶなどです。

・・・

Q. 花セラピスト検定3級を受けるとどのようなことができるようになりますか？

A. 花の心理効果を知って花屋さんで花を選ぶことができるようになります。自宅に飾って自分や家族に花のパワーを活用することができます。また、プレゼントしたい相手の心に響く花束やアレンジメントを選べるようになります。さらに、「花セラピスト3級」として、すでにお持ちの花や癒し系の資格の中に加えることで他との差別化が図れます。

　ただし、花セラピスト3級の名称を使用して、有償・無償にかかわらず、花セラピー個人セッションや花セラピー体験会などの講座を開催することはできません。これらの講座を開催する場合は、一般財団法人国際花と緑のセラピー協議会が主催する各花セラピストコースを受講し、同協議会の認定を受ける必要があります。

Q. 他の花の心理系資格との違いは何ですか？

A. ひと目で花の心への効果がわかる「花心理グラフ」があることが大きな違いです。一般財団法人 国際花と緑のセラピー協議会は現代人が花から感じる心の反応を広く調査し、2010年11月にグラフ化に成功しました。詳しくは第1章をご覧ください。なお、花心理グラフは花業界の全国新聞（日刊紙）の1面で取り上げられたほど反響を呼んでいます。（2014年5月 日本農業新聞一面に掲載）

・・

Q. 花セラピストとして活動するにはどうすればいいですか？

A. 一般財団法人 国際花と緑のセラピー協議会認定の花セラピストインストラクターに花セラピスト資格認定講座を受けてください。
　花セラピスト2級コースでは、花で自分探しができるようになり、日常に花セラピーを活かすことができるようになります。
　花セラピスト1級コースは、花セラピー個人セッションや花セラピーの作品提供、花の生け込みなど、料金をいただいての仕事ができることを目指したコースです。
　花セラピストインストラクターコースは、花セラピストを育成する講師養成コースとなっています。

国際 花と緑のセラピー協議会 認定 花セラピストインストラクター

花セラピーを実際に体験してみたい、花セラピスト2、1級コースを受講したい人は各地の花セラピストインストラクターが担当いたします。お気軽にお問い合わせください。（予約専用窓口　070-6979-4124）

本部

一般財団法人
国際花と緑のセラピー協議会
〒107-0062 東京都港区
南青山 2-22-14 フォンテ青山 1007
代表　03-6434-9188
予約専用　070-6979-4124
http://www.flower.or.jp/
hanasera@jcom.zaq.ne.jp

北海道・東北

宮城県

相澤　きよの（あいざわ・きよの）
みやびの杜 セラピーガーデン
（名取市）
daiwakiyo@yahoo.co.jp

大泉　淳子（おおいずみ・じゅんこ）
フォレストガーデン花とも（岩沼市）
fg.hanatomo@icloud.com
0223-29-2960

大泉　千晴（おおいずみ・ちはる）
フォレストガーデン花とも（岩沼市）
fg.hanatomo@icloud.com
0223-29-2960

佐竹　恵（さたけ・めぐみ）
hanakotoba（名取市）
megungun555@i.softbank.jp

並木　謙之介（なみき・けんのすけ）
花っこ広場 謙粋（仙台市青葉区）
kensui1224@gmail.com

※表記内容
　名　前
　サロン名（所在地）
　連絡先（メールアドレス／TEL）

関東

茨城県

根本　麻貴子（ねもと・まきこ）
花セラピースタジオ ルポゼ（水戸市）
nemomaki1158231311@gmail.com

栃木県

阿部　みどり（あべ・みどり）
手作り教室 Manaverde（マナヴェルデ）（足利市）
manaverde1010@gmail.com
050-5242-1973

群馬県

高野　雅子（たかの・まさこ）
黒沢病院総合カウンセリング室所属（高崎市）
mstakano72@gmail.com

千葉県

岩井　千恵子（いわい・ちえこ）
花とハーブのお店 アトリエコンセール（千葉市中央区）
chieko.iwai@gmail.com
043-261-8782

東京都

石川　恵美（いしかわ・えみ）
Flure Cocoryne（江戸川区・千葉県）
sakura31250@gmail.com
03-6808-8757

梅津　さゆり（うめつ・さゆり）
花セラピーサロン レ・ミル・フルール（杉並区）
frausayuri0623mihi@gmail.com

岡本　妙子（おかもと・たえこ）
花セラピースタジオ ROSES（中野区）
heartwarming.t@gmail.com

木屋　理恵子（きや・りえこ）
花セラピースタジオ セカンドハーフ
（杉並区）
fcs2ndhalf@gmail.com

齋藤　広子（さいとう・ひろこ）
花教室　くるみ（中央区）
kariko3110@i.softbank.jp

珠渕　江理子（たまぶち・えりこ）
Eriko Flowering Club（大田区）
rosewhite1224@gmail.com

本多　英里（ほんだ・えり）
Salon de You（港区）
salondeyou.color12@gmail.com

松田　朋恵（まつだ・ともえ）
W.moon（ダブルムーン）（渋谷区）
w.moonthanks@gmail.com
FAX 03-5371-3303

三浦　美里（みうら・みさと）
花セラピーサロン ピセンリ（町田市）
miuramisato@gmail.com

宮　摩耶子（みや・まやこ）
花リラ（港区）
mayakomiya38@gmail.com

村田　由美（むらた・ゆみ）
花とカラーの癒しサロン
Mellow and Slow（杉並区）
yumi.jk0714@gmail.com

森　加奈（もり・かな）
Bel FIORE（ベル フィオーレ）（大田区）
kanamori555@gmail.com
03-6311-1238

神奈川県

大年　美津子（おおとし・みつこ）
花セラピー かのん（鎌倉市）
on.do.therapy@gmail.com

沖田　要（おきた・かなめ）
K.C カナメ・クリエイション（鎌倉市）
seirai-878-kaname@docomo.ne.jp

鎌田　佐和子（かまた・さわこ）
花セラピー Soleil（厚木市）
luanahine060507@yahoo.co.jp

川見　紀子（かわみ・のりこ）
花セラピストスクール POLKA
（横浜市港北区）
polka.flower1990@gmail.com

黒木　志保（くろき・しほ）
心のコンシェルジュ結 yui
（横浜市青葉区）
info@yui-kokoro.com

郷間　泰宏（ごうま・やすひろ）
花・ひまわり男子（横浜市鶴見区）
yasu1027goma@ezweb.ne.jp

齋藤　正子（さいとう・まさこ）
花セラピーサロン MASAKO
（川崎市幸区）
matya_1129@yahoo.co.jp

東條　りえ（とうじょう・りえ）
花セラピーサロン 花色さんぽ
（厚木市）
rieastjp@gmail.com

藤野　吾子（とうの・あこ）
花セラピールーム 心のしずく
（横浜市金沢区）
yellowtail_813@yahoo.co.jp

北　陸	
富山県	
茶谷　美佳（ちゃたに・みか） 花と食のトータルコーディネートサロン 花セラピー セリージエ（富山市） cerisier.4you@gmail.com 076-432-2372	

中部・甲信越	
長野県	
青山　幸弘（あおやま・ゆきひろ） 花の青山（飯田市中央通り） aoyama@ap.wakwak.com 0265-22-1684	
愛知県	
平山　みゆ来（ひらやま・みゆき） Puana.LL（知立市） puana.lulu@gmail.com	

近　畿	
大阪府	
荒川　雅子（あらかわ・まさこ） プアナニ・マサコ（吹田市） puananimasako@gmail.com	
永島　美恵子（ながしま・みえこ） 花セラピスト ひかり（大阪市城東区） tsukizora@ezweb.ne.jp	
森島　和美（もりしま・かずみ） フラワー HARU（大阪市淀川区） flowerharu2525kazu@eagle.ocn.ne.jp	
三木　あゆみ（みき・あゆみ） Self Design Consultant（東大阪市） akucel1129@gmail.com	
兵庫県	
麻　尚美（あさ・なおみ） 花セラピーサロン RAN （神戸市須磨区） ranra703546ha@yahoo.co.jp	

椙浦　好子（すぎうら・よしこ） 花セラピーサロン 花・うさぎ（Flower Forest）（神戸市垂水区） hhg6mwm7q062b0xup663@docomo.ne.jp	
杉谷　美奈子（すぎたに・みなこ） サロン ROCCO（神戸市灘区） let-me-see9353@i.softbank.jp	
橋本　久美子（はしもと・くみこ） フラワーサロン Fioremi（神戸市中央区） akakumi40@gmail.com	
三木　育子（みき・いくこ） 花セラピーサロン 雅(みやび)（神戸市北区） shinning...forever@docomo.ne.jp	
三原　宏之（みはら・ひろゆき） 花男子「Calen」（神戸市東灘区） flower.calen@gmail.com	
村井　由美子（むらい・ゆみこ） 花と色のセラピールーム ルクールフルール（神戸市須磨区） yumi.0108@kobe.zaq.jp	

中国・四国	
岡山県	
倉本　啓子（くらもと・けいこ） メンタルセラピスト KEIKO（倉敷市） chiko-boss.kei1105@ezweb.ne.jp	
中奥　佳子（なかおく・よしこ） 心花 cocohana（倉敷市） 4453mail@i.softbank.jp	
野上　美香（のがみ・みか） グリーン ルリエ（岡山市北区・勝田郡） mk410727@gmail.com	
伏見　美登子（ふしみ・みとこ） Flower-Bell（フラワーベル） （岡山市北区） flower.bell03@gmail.com	

広島県

伊藤　美和（いとう・みわ）
PURPLE 7 ROSE（パープル セブン ローズ）（福山市）
purple7_rose@yahoo.co.jp

高知県

安岡　眞子（やすおか・まこ）
花工房 四季フラワーデザインスクール（高知市）
stundenblume@ezweb.ne.jp
088-878-1878

九州・沖縄

佐賀県

小池　琴美（こいけ・ことみ）
花と癒しのサロン KOMIANN
（小城市）
k.kkhmyka-and-b@i.softbank.jp

長崎県

柄本　梅子（えもと・うめこ）
魔法使いの花屋さん
（佐世保市アルパ西沢 1F）
befana0213@ezweb.ne.jp
090-2080-1665

大分県

角　敏美（かく・としみ）
花セラピーサロン TOSHIMI（大分市）
toshimi1025@i.softbank.jp

風戸　幹生（かざと・みきお）
㈱凛風（リンフォン）（佐伯市）
zengo.des1158@docomo.ne.jp
0972-23-2108

工藤　有紀（くどう・ゆき）
pua lani ～あなたに華を咲かせます～（別府市）
ryuki76811@icloud.com

海　外

アメリカ

緒方　麻美
（おがた・まみ　Mami Ogata Driscoll）
ヒーリングアート（The Healing Arts）（テキサス州 ダラス　Dallas, TX）
ogatamami@gmail.com

花セラピスト《3級検定試験》練習問題

[花と花セラピー言葉]

問1　ヒマワリの花セラピー言葉として適切なものを1つ選びなさい。
　　　a．かわいらしさ　　　　b．存在感
　　　c．無邪気　　　　　　　d．やる気が出そう

問2　白いカーネーションの花セラピー言葉として適切なものを1つ選びなさい。
　　　a．ワクワクする　　　　b．なごむ
　　　c．癒し　　　　　　　　d．初心

問3　紫のスターチスの花セラピー言葉として適切なものを1つ選びなさい。
　　　a．意思が強い　　　　　b．自信
　　　c．目が覚める　　　　　d．従順

問4　ブルースターの花セラピー言葉として適切なものを1つ選びなさい。
　　　a．自由　　　　　　　　b．かわいい
　　　c．清らか　　　　　　　d．涙

問5　赤いバラの花セラピー言葉として適切なものを1つ選びなさい。
　　　a．元気　　　　　　　　b．温かい
　　　c．情が深い　　　　　　d．豪華

[花と性格]

問6　「頼りがいがあるリーダータイプの人」に合う花を2つ選びなさい。
　　　a．白い百合　　　　　　b．サンダーソニア
　　　c．オンシジューム　　　d．ピンクのカーネーション
　　　e．カスミソウ　　　　　f．ピンクのバラ

問7　「ユーモアがある人気者タイプの人」に合う花を2つ選びなさい。
　　　a．赤いバラ　　　　　　b．ヒマワリ
　　　c．千日紅　　　　　　　d．ピンクのカラー
　　　e．トルコ桔梗　　　　　f．デルフィニウム

問8 「勤勉で向上心がある人」に合う花を2つ選びなさい。
　　a．オレンジのカラー　　　　　b．ブルースター
　　c．黄色のガーベラ　　　　　　d．ピンクのスイートピー
　　e．白いトルコ桔梗　　　　　　f．オンシジューム

問9 「献身的で他人に尽くすタイプの人」に合う花を2つ選びなさい。
　　a．オレンジのモカラ　　　　　b．デンファレ
　　c．サンダーソニア　　　　　　d．ピンクのカーネーション
　　e．黄色のピンポンマム　　　　f．白い百合

問10 「周りから信頼されている真面目な人」に合う花を2つ選びなさい。
　　a．デルフィニウム　　　　　　b．ピンクのカラー
　　c．千日紅　　　　　　　　　　d．アンスリューム
　　e．カスミソウ　　　　　　　　f．黄色のガーベラ

[花の適切な組み合わせ]
問11 黄色のガーベラと相性がよい花を1つ選びなさい。
　　a．デンファレ　　　　　　　　b．ブルースター
　　c．トルコ桔梗　　　　　　　　d．赤いバラ

問12 トルコ桔梗と相性がよい花を1つ選びなさい。
　　a．オンシジューム　　　　　　b．紫のスイートピー
　　c．黄色のカーネーション　　　d．赤のグロリオサ

問13 オンシジュームと相性がよい花を1つ選びなさい。
　　a．紫のデンファレ　　　　　　b．紫のスターチス
　　c．オレンジのダリア　　　　　d．サンダーソニア

問14 赤いバラと相性がよい花を1つ選びなさい。
　　a．白い百合　　　　　　　　　b．オンシジューム
　　c．オレンジのモカラ　　　　　d．トルコ桔梗

問15　オレンジのダリアと相性がよい花を1つ選びなさい。
　　　　a．カスミソウ　　　　　　　b．サンダーソニア
　　　　c．黄色のピンポンマム　　　d．黄色のバラ

[花とメンタルヘルス]
問16　ストレスを解消したいときに飾ると効果的な花を1つ選びなさい。
　　　　a．ピンクのバラ　　　　　　b．千日紅
　　　　c．黄色のバラ　　　　　　　d．黄色のガーベラ

問17　眠れないときに飾ると効果的な花を1つ選びなさい。
　　　　a．紫のスイートピー　　　　b．紫のスターチス
　　　　c．デルフィニウム　　　　　d．デンファレ

問18　職場の人間関係で悩んでいるときに飾ると効果的な花を1つ選びなさい。
　　　　a．カスミソウ　　　　　　　b．アンスリューム
　　　　c．黄色のバラ　　　　　　　d．赤いバラ

問19　些細な失敗で自分を責めてしまうときに飾ると効果的な花を1つ選びなさい。
　　　　a．デンファレ　　　　　　　b．サンダーソニア
　　　　c．オレンジのモカラ　　　　d．ピンクのカラー

問20　自分に自信が持てないときに飾ると効果的な花を1つ選びなさい。
　　　　a．アンスリューム　　　　　b．グロリオサ
　　　　c．白のトルコ桔梗　　　　　d．黄色のバラ

[花セラピーと花セラピスト、その他]
　次の文章のうち、正しいと思うものには「〇」を、間違っていると思うものには「×」をつけなさい。

問21　花セラピーは、「思うまま自由に花を選び、花を生けること」が大きな特長となっている。

問22　花セラピーとは、人の心を花で分析するために現代人の心の反応を調査した理論である。

問23　花セラピストは、体験者が生けた花を見て、悩みに対してアドバイスをする花と心の専門家である。

問24　お墓にお供えする花は長持ちするように蕾のほうがよい。

問25　水切りとは花を長持ちさせるため、水面で花の茎を切ることである。

✲正解と解説

[花と花セラピー言葉]
問1　c．無邪気
　　第2章のヒマワリを参照。
問2　d．初心
　　第2章の白いカーネーションを参照。
問3　a．意思が強い
　　第2章のスターチスを参照。
問4　d．涙
　　ブルースターには、「泣きたいときに心に寄りそう花」という意味がある。
問5　c．情が深い
　　赤いバラは、面倒見の良い親分肌の人に合う花という特長がある。

[花と性格]
問6　a．白い百合　　c．オンシジューム
　　存在感・重さが高い白い百合がこのタイプの人には合う。しかし、頑なになり遊び心を忘れがちになるためオンシジュームを補完するとよい。
問7　b．ヒマワリ　　f．デルフィニウム
　　このタイプの人の性格とヒマワリの花は同調する。しかし、落ち着きがない場合があるためデルフィニウムを補完するとよい。
問8　a．オレンジのカラー　　e．白いトルコ桔梗
　　自尊心を意味するオレンジのカラーはこのタイプの人に同調する。ただし、自

分へのこだわりを手放し、気分を和らげるトルコ桔梗を補完する。
問9　c．サンダーソニア　d．ピンクのカーネーション
　癒しの意味が高いピンクのカーネーションがこのタイプの人には合う。しかし、他人に尽くす人は自分の個性を見失いがちなのでサンダーソニアを補完する。
問10　a．デルフィニウム　f．黄色のガーベラ
　真面目で穏やかな人にこの花は合う。しかし、感情を抑圧しがちなので黄色のガーベラで解放感を補うとよい。

[花の適切な組み合わせ]
問11　b．ブルースター
　ブルースターは黄色のガーベラの勢いを抑えることなく冷静さを感じさせてくれる花。
問12　c．黄色のカーネーション
　黄色のカーネーションを加えて優しさや活気を感じ、楽しく変化できるようにという意味がある。
問13　a．紫のデンファレ
　デンファレは、自由で無限に広がる感性豊かな状態をバランスよくコントロールする効果がある。
問14　b．オンシジューム
　赤いバラはパワーがあるが、一本気で融通が利かない感情と共鳴することがあるため自由を意味するオンシジュームと一緒に飾るとよい。
問15　b．サンダーソニア
　内に秘めた想いに気づけるダリアと個性を磨く意味があるサンダーソニアは相性がよい。

[花とメンタルヘルス]
問16　d．黄色のガーベラ
　外側に開く形と黄色の色で気分をスッキリさせる効果がある。
問17　a．紫のスイートピー
　紫色は精神的な疲れを癒す効果がある。花の香りの効果と相まって安眠効果がある。
問18　c．黄色のバラ
　はつらつと活発な気持ちになれて社交性を高める。

問19　b．サンダーソニア
　自分の個性に目を向ける花。癒し効果も高い。
問20　a．アンスリューム
　存在感・重さがどの花よりも高いため自信が湧きあがる。

[花セラピーと花セラピスト、その他]
問21　○
　花セラピーとは、花が主役ではなく人の心が主役と考えるため、花作品の見本はなく、花を生ける順番や長さなどの決めつけのない状態で花を生けることが特長となっている。
問22　×
　花セラピーは花セラピストが体験者の心を分析することはせず、花の意味をヒントに体験者本人が気づきを得るように促す立場にある。
問23　×
　花セラピーは悩みの解消だけが目的ではなく、自己受容、自己洞察などの目的がある。花セラピストは花で悩みを解決する人なのではなく、体験者が花のメッセージから気づきを得るための手助けをする立場にある花と心の専門家である。
問24　×
　屋外にあるお墓は天候に左右されるなど花の寿命が全うできにくい環境にあるため、咲いている花を選んだほうが適切。
問25　×
　水切りとは水中で花の茎を切ること。

あとがき

　「青山さんは、なぜ花の癒しを仕事にしているのですか？」と、よくご質問いただきます。
　私は、実は20代に辛い体験をしました。複雑な人間関係に悩み、心と身体は容赦なくズタズタになって、一時は食べものをまったく受けつけない身体になってしまい、やせ細り、「このままでは死んでしまうのではないか」と、人生のどん底にいました。そのとき、私を救ってくれたのが花でした。
　食べることも、眠ることもできない日々、幸せに笑うことなんて絶対にない、「私に幸せなんて一生やってこない。もう、消えてしまいたい！」と、暗闇の中でもがき苦しんでいるとき、ふと部屋に飾ってあった白い百合が目に留まり、少しだけ穏やかな気持ちになれたのです。
　また、あるときは、花屋の店先に並んでいる黄色のチューリップが目に留まり、チューリップを見て少しだけ微笑んでいる自分に気づくことができました。
　「ああ、私は笑顔になれる。私にも、こんな明るい気持ちがまだ残っていたんだ」。自分の中に小さな小さな希望の光を見つけ、何度、涙を流したかわかりません。私は、花にふれることで人間らしい喜怒哀楽を取り戻すことができ、花の力で再び生きる力を得ることができたのです。
　そして、このように日々花にふれる中で、私の花人生の原点となることが幼少期にあったことに気づきました。
　私の祖父母は花屋を営んでおり、幼少期の頃はいつも花屋で遊んでいました。小学3年生の頃、突然、耳の聞こえが悪くなり、医者からは「ストレスからくるもの」としか説明されず、しばらく通院するしかありませんでした。

原因不明の自分の変化に戸惑い、おびえながらも、私はそのときも花に救われました。祖父母の花屋の中で、周囲の音が聞こえにくくても、花の声が聞こえてくるようなとても不思議な体験があり、まるで花と友達のような想いで、花に話しかけて支えられ、子どもながらに心のバランスをとっていたように思います。

　また、花屋に花を買いにくるお客様の顔がみるみる笑顔になっていくのがどうしてなのかを、子どもながらに感じとっていたようにも思います。花屋の中で過ごし、花のパワーを目の当たりにする毎日の中で、自然に花のいのちの特別なパワーを感じるようになっていたのです。

　このような幼少期の経験と20代の頃の辛い体験を乗り越え、私が感じた花からのメッセージを人に伝えることで、その人がみるみる癒されていくことに気づいて花と心理学のメソッドを構築しました。

　「花から感じる素敵な癒しのメッセージ、これを多くの人に伝えることができれば、世の中はもっと明るくなる！」

　「花も人も元気になることがしたい。花の持つ癒しのパワーをもっともっと広めたい！」

　この本は、そんな思いで書いた本です。

　花を通して、たくさんの人々、たくさんの仲間、たくさんの花のいのちと出会う。この本を通してこんな喜びを分かちあうことができたら、このうえない幸せです。

　この本を出版してくださった評言社の皆さま、サポートしてくださった皆さま、ここまで一緒に進んできてくれた全国各地の花セラピスト、花を育ててくださっている皆さま、花に関わる仕事をされている皆さま、花を愛する皆さまに、そして、花たちのいのちにも、深く感謝いたします。ありがとうございました。

　　　　　　　一般財団法人 国際花と緑のセラピー協議会　理事長　**青山 克子**

《参考文献》

「都市生活者の環境をうるおす花と緑のパワー」（パンフレット）
　　千葉大学環境健康フィールド科学センター　自然セラピープロジェクト

「花きの現状について」
　　平成 26 年度花き振興セミナー資料（農林水産省）

《著者略歴》

青山 克子（あおやま・かつこ）

埼玉県川口市生まれ。心理カウンセラー、生け花草月流 師範。
日本カウンセラー学院卒業後、2度の渡米経験を経て、同学院講師、心理カウンセラーとして勤務。
2009年、青山メンタルサロンを開設。「花と緑で日本を元気に！そして、世界へ発信！」を理念に、東日本大震災前日（2011.3.10）に一般財団法人国際花と緑のセラピー協議会を設立。宮城県石巻市仮設住宅にて花による心のケアを実施。
2013年7月、日本ゲシュタルト療法学会学術大会にて花セラピーを発表。
2015年3月より農林水産省で花セラピーによる作品を展示。全国各地で花セラピスト養成コースを開講している。

一般財団法人 国際花と緑のセラピー協議会
〒107-0062　東京都港区南青山2-22-14 フォンテ青山1007
　　　　　　 TEL: 03-6434-9188
　　　　　　 URL: http://www.flower.or.jp/

あなたを輝かせる花セラピー

2017年 5月28日 初版 第1刷 発行

著　者　　青山 克子
発行者　　安田 喜根
発行所　　株式会社 評言社
　　　　　東京都千代田区神田小川町2-3-13
　　　　　M&Cビル3F（〒101-0052）
　　　　　TEL 03-5280-2550（代表）
　　　　　http://www.hyogensha.co.jp
　　　　　印刷 ㈱シナノパブリッシングプレス

©Katsuko AOYAMA 2017, Printed in Japan
ISBN978-4-8282-0589-2 C0077
定価はカバーに表示してあります。
落丁本・乱丁本の場合はお取り替えいたします。